Nripendra Singh
Mukesh Kumar
Srinivas Sathapathy

Panorâmica anatómica da glândula mamária em caprinos

Nripendra Singh
Mukesh Kumar
Srinivas Sathapathy

Panorâmica anatómica da glândula mamária em caprinos

Informações sobre as caraterísticas morfológicas e histológicas

ScienciaScripts

Imprint

Cover image: www.ingimage.com

This book is a translation from the original published under ISBN 978-620-8-11894-5.

Publisher:
Sciencia Scripts
is a trademark of
Dodo Books Indian Ocean Ltd. and OmniScriptum S.R.L publishing group

120 High Road, East Finchley, London, N2 9ED, United Kingdom
Str. Armeneasca 28/1, office 1, Chisinau MD-2012, Republic of Moldova, Europe
Printed at: see last page
ISBN: 978-620-8-26132-0

Da mesa do autor,

Sentimos um grande privilégio em apresentar o livro intitulado ***"Anatomical Overview of the Mammary Gland in Goats"***. Gostaríamos de expressar a nossa sincera gratidão a todos aqueles que contribuíram para a criação desta obra. A compreensão da anatomia da glândula mamária é crucial para o melhoramento genético através da reprodução selectiva, permitindo aos criadores melhorar as caraterísticas relacionadas com a produção de leite. Este conhecimento é particularmente importante, uma vez que as cabras são frequentemente criadas em ambientes difíceis, onde outros animais podem ter dificuldades, tornando a sua produção de leite eficiente vital para uma agricultura sustentável e para a segurança alimentar.

Estamos profundamente gratos aos nossos colegas e mentores que nos forneceram informações e apoio inestimáveis ao longo desta jornada. Os seus conhecimentos e encorajamento foram fundamentais para dar forma a este trabalho. Estendemos também o nosso apreço aos agricultores e criadores que generosamente partilharam as suas experiências e conhecimentos práticos, salientando a importância da compreensão anatómica nas suas práticas diárias.

Finalmente, gostaríamos de agradecer às nossas famílias e amigos pelo seu apoio inabalável e paciência durante o processo de redação. O seu encorajamento manteve-nos motivados e concentrados neste importante tópico. Juntos, esperamos que este livro sirva como um recurso valioso para o avanço da compreensão e das práticas em torno da criação de cabras.

Autores

Índice

LISTA DE ABREVIATURAS E SÍMBOLOS

Abbreviation	**Full Form**
µl	Microliter
µm.	Micrometer
%	Percentage
cm.	Centimetre
ml.	Millimeter
H &E	Haematoxylin and Eosin
PAS	Periodic acid Schiff
S.D.	Standard Deviation
S.E.	Standard Error
C.V.	Coefficient of variation

Resumo

O presente estudo teve como objetivo investigar as caraterísticas morfológicas e histológicas grosseiras da glândula mamária em cabras Barbari. Um total de 24 glândulas mamárias foi recolhido para análise. O úbere das cabras era mais parecido com um saco e estava localizado na região inguinal. É constituído por duas glândulas, cada uma drenada por um único canal de teta, com um único orifício de teta. A teta era constituída por três partes: o orifício externo da teta, o canal da teta e a cisterna da teta. O comprimento médio do úbere foi de 14,07 ± 0,24 cm, variando de 12,30 a 16,22 cm. A profundidade média do úbere das cabras Barbari foi de 8,59 ± 0,12 cm, enquanto que a largura média foi de 13,63 ± 0,38 cm, com uma variação de 10,50 a 15,75 cm. O comprimento da teta esquerda das cabras Barbari variou de 1,88 a 3,75 cm, com uma média de 2,86 ± 0,13 cm. O comprimento da teta direita variou de 1,96 a 3,76 cm, com uma média de 3,06 ± 0,19 cm. O diâmetro da teta esquerda variou de 0,74 a 3,75 cm, com uma média de 2,24 ± 0,25 cm. O diâmetro da teta direita variou de 0,74 a 3,76 cm, com uma média de 2,50 ± 0,25 cm. A distância entre as tetas nas cabras Barbari variou de 3,55 a 8,00 cm, com uma média de 5,59 ± 0,29 cm. Na glândula mamária não lactante, não se observou uma lobulação distinta. O tecido conjuntivo interlobário serviu para dividir os lóbulos. Uma única camada de epitélio revestia os alvéolos, com células mioepiteliais localizadas entre o epitélio e a membrana basal. A quantidade e a concentração de fibras elásticas e reticulares eram maiores na glândula mamária lactante, enquanto a glândula não lactante apresentava fibras elásticas mais espessas. O parênquima da glândula mamária é composto principalmente pelas unidades secretoras alveolares e os seus ductos, rodeados por fibras de tecido conjuntivo, vasos sanguíneos, nervos e células adiposas.

Durante a fase não lactante da glândula mamária, o tecido adiposo foi substituído por tecido conjuntivo em desenvolvimento, e as fibras musculares lisas estavam ausentes. Foram observadas alterações significativas no diâmetro dos lóbulos, no número de alvéolos por lóbulo, no diâmetro dos alvéolos e na altura e largura das células epiteliais que revestem os alvéolos, bem como no diâmetro do lúmen alveolar entre as fases seca e de lactação da glândula mamária. Na fase de lactação, estavam presentes alvéolos activos e em repouso, ao passo que, na fase seca, a maioria dos alvéolos apresentava alterações degenerativas e células descamadas no lúmen alveolar. Todos os parâmetros micrométricos apresentaram diferenças significativas entre a fase de lactação e a fase de não lactação.

Autores

CAPÍTULO 1: INTRODUÇÃO

A Índia é um país essencialmente agrícola, com a agricultura a proporcionar rendimentos a mais de 65% da população. A criação de animais é um sector pecuário vital que contribui com quase 9% do PIB total. O sector da pecuária desempenha um papel importante no desenvolvimento socioeconómico, proporcionando oportunidades de emprego e rendimentos adicionais à grande maioria das famílias rurais e dos agricultores marginais (Anil Kumar et al., 2004). O gado é frequentemente considerado como um "banco móvel" devido ao seu potencial para ser liquidado em situações de emergência e crises financeiras. Para muitos trabalhadores agrícolas sem terra, o gado representa um recurso de capital crucial e, por vezes, o único item de capital disponível (Dash, 2017). De acordo com o 20th Livestock Census, a Índia ocupa a segunda posição a nível mundial em termos de população caprina, com aproximadamente 155 milhões de cabras, o que reflecte um aumento constante em relação aos anos anteriores. Só o Uttar Pradesh representa cerca de 34 milhões desta população. As cabras contribuem em cerca de 28,5% para o efetivo pecuário total da Índia, o que realça o seu papel significativo na paisagem agrícola do país. A produção média de leite por dia por cabra registou uma melhoria, sendo agora de cerca de 0,55 kg/dia (BAHS, 2024). Este aumento evidencia os esforços contínuos de melhoramento genético e de melhores práticas de gestão no sector da caprinicultura. As provas arqueológicas sugerem que as cabras foram dos primeiros herbívoros selvagens a serem domesticados pelo homem (Jindal, 1984). As cabras provaram ser um benefício significativo para milhões de pessoas que vivem nas zonas rurais, especialmente para os agricultores sem terra e marginais das regiões áridas e semi-áridas de sequeiro. As cabras são frequentemente referidas como a "vaca dos pobres", devido ao seu imenso contributo para a segurança alimentar e nutricional das economias rurais. A raça Barbari, conhecida como "Cabra-da-Guiné Anã", é uma raça de dupla finalidade, valorizada tanto pelo leite como pela carne. O rendimento médio de lactação de uma cabra Barbari é de aproximadamente 125 kg em 227 dias, com uma duração média de lactação de 152 dias. Esta raça desenvolveu-se e foi adoptada principalmente nos distritos de Agra, Aligarh, Etah, Etawah, Hathras e Mathura, no Uttar Pradesh, bem como no distrito de Bharatpur, no Rajastão.

A glândula mamária dos caprinos, uma glândula sudorípara modificada, normalmente só está completamente desenvolvida nas fêmeas e representa uma importante caraterística sexual secundária.

Nos animais domésticos, as glândulas mamárias estão divididas em duas porções, cada uma contendo um número variável de unidades glandulares de leite conhecidas como complexos mamários. Cada complexo é um corpo glandular hemisférico com uma extensão semelhante a uma teta. Nos pequenos ruminantes, existe normalmente um complexo mamário de cada lado. O número total de complexos pode nem sempre estar completamente desenvolvido; as glândulas mamárias não lactantes são substancialmente mais pequenas do que as suas congéneres lactantes. O número de complexos mamários influencia a forma, a posição e o tamanho da glândula mamária (Nickel et al., 1981). Nas cabras, as glândulas mamárias estão situadas na região inguinal (Reece, 2005) e apresentam duas tetas e glândulas funcionais, tendo cada teta um canal que drena uma glândula separada. Coletivamente, as glândulas e as tetas dos animais domésticos são designadas por úbere.

O sistema neuroendócrino regula a anatomia e a histologia da glândula mamária durante a lactação, que é caracterizada por três fases distintas: proliferação, secreção e involução (Lerias et al., 2014). A compreensão das caraterísticas do úbere é crucial para a seleção de mães para fins de reprodução e para a investigação dos efeitos da lactação e das caraterísticas morfológicas do úbere e das tetas em cabras. Um melhor conhecimento destas caraterísticas pode ajudar a melhorar a seleção genética e a produtividade global da caprinicultura.

Além disso, os avanços nas tecnologias de reprodução, como a inseminação artificial e a transferência de embriões, estão a ser integrados na criação de caprinos. Estas tecnologias podem ter um impacto significativo na diversidade genética e na produtividade das populações de caprinos, facilitando a seleção de caraterísticas superiores que satisfaçam as exigências do mercado.

Além disso, a nutrição desempenha um papel fundamental na otimização da produção e da qualidade do leite. A investigação indica que os ajustamentos dietéticos podem melhorar o desempenho da lactação, melhorar os resultados em termos de saúde e aumentar a rentabilidade dos criadores de cabras. Ao concentrar-se em práticas de gestão holísticas que incorporem a nutrição, a genética e a saúde, o sector pecuário pode contribuir substancialmente para a segurança alimentar e a estabilidade económica nas zonas rurais da Índia.

Em resumo, a integração de conhecimentos anatómicos, de técnicas avançadas de reprodução e de práticas de gestão eficazes será fundamental para aumentar a produtividade e a sustentabilidade da criação de cabras na Índia. O presente estudo foi realizado para explorar a associação da saúde do úbere com base na morfologia grosseira e na histologia da glândula mamária da cabra barbari, com os seguintes objectivos

1. Estudos morfológicos grosseiros da glândula mamária.

2. Estudos histológicos da glândula mamária em diferentes regiões.

3. Estudar os parâmetros micrométricos das glândulas mamárias.

CAPÍTULO 2: REVISÃO DA LITERATURA

2.1 Anatomia macroscópica

Reece (1958) afirmou que a glândula mamária da vaca era uma glândula cutânea de tipo tubulo-alveolar composto. Os alvéolos eram as unidades secretoras da glândula. Um grupo de alvéolos, juntamente com os seus ductos associados, forma um lóbulo e o número de lóbulos forma um lobo. Cada glândula mamária contém um número de lóbulos. No final da involução, a glândula mamária assemelhava-se à dos animais nulíparos.

Carrol (1980) afirmou que, nos animais domésticos, a glândula mamária era composta por parênquima e estroma de tecido conjuntivo. O estroma de tecido conjuntivo dividia o parênquima em lóbulos e lóbulos que eram visíveis a olho nu. Os lóbulos continham vários alvéolos com o seu sistema de ductos. A glândula mamária tinha como caraterística o período de preparação, a intensa atividade glandular, o declínio e a quiescência sob influência hormonal. O aumento do tamanho da glândula mamária foi atribuído à hipertrofia das células alveolares e à expansão dos alvéolos com secreção. A hormona de crescimento era galactopoiética na cabra e na vaca. A ordenha provocou a libertação da hormona de crescimento na ovelha e na cabra, mas não na vaca. O aumento do nível de corticóides promoveu a ação da prolactina durante o parto. Verificou-se que a oxitocina actua nos receptores de oxitocina presentes no mioepitélio e estimula as células mioepiteliais a contrair-se e a expelir o leite do alvéolo.

Nickel *et al.* (1981) relataram que a glândula mamária da vaca era coberta por uma pele fina, facilmente móvel, com pêlos finos e esparsos. As veias superficiais do úbere eram frequentemente visíveis através da pele e estavam bem colapsadas após a ordenha.

Dellman *et al.* (1987) referiram que o crescimento da glândula mamária dos animais domésticos aumentava após a puberdade, era muito acelerado durante a gravidez, atingia o seu maior desenvolvimento durante o período de lactação e involuía após a conclusão do período de lactação.

Frandson (2009) afirmou que a concentração destas hormonas era responsável pelo crescimento ativo do tecido mamário e pela inibição da secreção de leite nos animais domésticos. A prolactina, a hormona do crescimento e os corticóides adrenais são as hormonas essenciais para o início da lactação. Com o avançar da lactação, verifica-se uma diminuição gradual do número de alvéolos activos, uma diminuição do tamanho do tecido epitelial, uma perda da atividade secretora e um aumento do estroma do tecido conjuntivo. A diminuição normal da lactação ocorreu devido a alterações hormonais nos estímulos neuro-humorais associados à amamentação.

Akers (2002) relatou que, na vaca e em outros ruminantes, o úbere era dividido em duas metades distintas, separadas pelo ligamento suspensor medial ou mediano, que fornecia a força para manter o úbere preso à parede ventral do corpo. As fibras dos ligamentos laterais eram contínuas com as do ligamento medial, mas distribuíam-se de ambos os lados do úbere, que se apresentava como uma faixa de tecido conjuntivo. O ligamento medial era composto por fibras elásticas. medida que o leite se acumula no úbere, a orientação vertical normal da tetina perde-se, uma vez que as tetinas se projectam progressivamente para o lado. À medida que a idade dos animais avança, ocorre uma degradação excessiva das fibras do ligamento suspensor medial, o que reduz o seu suporte, fazendo com que o úbere se torne pendular, independentemente da ordenha. Isto pode levar a dificuldades na ordenha e, em última análise, a problemas na manutenção da fixação das tetinas, o que provoca lesões nas tetinas e aumenta o risco de mastite. A glândula mamária (úbere) estava diretamente ligada à cavidade abdominal através dos canais inguinais que permitem a passagem de sangue, vasos linfáticos e nervos para o úbere.

Dyce *et al.* (2002) descreveram a glândula mamária como uma glândula sudorípara modificada nos animais domésticos. A glândula mamária era composta por tecido glandular, que era suportado e envolvido por tecido fibroso. Encontraram glândulas mamárias funcionais completamente desenvolvidas com predominância de tecido glandular amarelo sobre o estroma fibroso pálido no pico da lactação. Após o desmame, o tecido conjuntivo estava em grande quantidade devido à regressão do parênquima. O tecido glandular estava disposto em lóbulos.

Dyce *et al.* (2002) referiram que, nos animais domésticos, a glândula mamária era composta por unidades túbulo-alveolares secretoras agrupadas para formar os lóbulos separados por septos de tecido conjuntivo. O tecido conjuntivo inter e intralobular fornece suporte estrutural e conduz vasos sanguíneos e linfáticos e nervos. Os autores referiram que os dois quartos de cada metade estavam separados um do outro nos bovinos, mas tinham uma vasculatura, um fornecimento de nervos e uma drenagem linfática comuns. A irrigação sanguínea do úbere faz-se principalmente através da artéria pudenda externa. Esta entrava no úbere depois de passar pelo canal inguinal, onde era acompanhada por uma veia satélite, linfáticos e nervos. A artéria começa por formar uma flexão sigmoide para se proteger contra o estiramento e depois divide-se numa grande artéria mamária craniana e numa artéria mamária caudal muito mais pequena, que se encontram parcial ou totalmente embebidas na substância do úbere, à qual fornecem muitos ramos. Estas artérias também irrigam o seio lactífero e formam um plexo à volta da base da teta, na parte anterior e na parte posterior do mesmo lado. O ramo mamário da artéria perineal ventral estava normalmente limitado a uma pequena parte do quarto traseiro e aos gânglios linfáticos mamários, mas anastomosa-se com a artéria mamária caudal, de maiores dimensões. As artérias mamárias das metades esquerda e direita do úbere estavam interconectadas caudalmente nas lâminas mediais. O padrão das veias era mais complicado. Um anel venoso era formado acima e na base do úbere por conexões transversais entre veias emparelhadas, ou seja, as veias pudendas externas, a veia abdominal subcutânea (do leite) e a veia labial ventral. A parte caudal do anel possui válvulas, onde o sangue passa apenas em direção à veia pudenda externa. A parte cranial do anel tinha poucas válvulas, com movimento regular em qualquer direção. Um plexo linfático muito rico em válvulas estendia-se através da parede da teta e do tecido conjuntivo de suporte do parênquima, que conduzia aos gânglios linfáticos mamários situados acima e ao lado da parte caudal do úbere, mas profundamente à folha suspensora lateral. Estavam presentes dois gânglios linfáticos de cada lado, um dos quais era grande, em forma de rim e colocado superficialmente, e o outro era mais pequeno, ovoide e colocado muito profundamente. O gânglio medial recolhe normalmente os gânglios linfáticos de ambas as metades do úbere. A linfa passa então através de um ou mais gânglios ilíacos mediais situados acima da bifurcação aórtica antes de entrar no tronco lombar que avança para a cisterna chyli. A contribuição linfática mamária é responsável por uma parte substancial do fluxo total neste vaso. O úbere recebe múltiplas inervações dos nervos espinhais lombares e sacrais e dos ramos mamários do nervo pudendo. O nervo genitofemoral contém fibras eferentes e aferentes simpáticas. As primeiras fornecem o músculo liso das tetas e dos vasos sanguíneos e as células mioepiteliais da substância glandular. A estimulação das fibras aferentes na parede da teta desempenha um papel no reflexo neuro-humoral da "descida" do leite, iniciando a libertação de oxitocina. A irrigação sanguínea do úbere é abundante, particularmente durante a lactação.

Banerjee (2008) e Frandson *et al.* (2009) afirmaram que os quartos traseiros dos bovinos eram normalmente maiores do que os quartos dianteiros e continham 1/4 a 1/2 a mais de tecido secretor, pelo que os dois quartos dianteiros produziam normalmente cerca de 40% da produção total de leite e os dois quartos traseiros cerca de 60%.

Ele relatou que 400-500 ml de sangue devem passar pelo úbere para a produção de um ml de leite. Além disso, afirmaram que as glândulas mamárias (Glandulla mammae) eram glândulas sudoríferas modificadas, localizadas fora da cavidade abdominal nos animais domésticos. Nas vacas, a glândula estava coberta de pêlos finos, exceto a teta, que é totalmente desprovida de pêlos. Os quartos traseiros eram geralmente maiores do que os quartos dianteiros. O úbere era composto por duas metades, sendo a direita e a esquerda divididas pelo ligamento suspensor mediano. Cada metade era ainda dividida em dois quartos separados por membranas finas. Não havia comunicação entre os quatro quartos do úbere. Este isolamento relativo dos quartos é útil para minimizar a propagação da infeção no úbere.

James *et al* (2009) registaram as caraterísticas do úbere em 229 cabras anãs da África Ocidental (WAD) e 143 ovelhas anãs da África Ocidental (WAD). Determinou e avaliou os factores que os afectam. As caraterísticas avaliadas foram a morfometria do úbere e das tetas, incluindo o comprimento do úbere (UL), a largura do úbere (UW), a circunferência do úbere (UC), a distância entre as tetas (DT), o comprimento das tetas (TL), a largura das tetas (TW) e a circunferência das tetas (TC). Foram também avaliadas as formas do úbere e dos tetos e a colocação dos tetos.

Nas cabras WAD, as médias de UL, UW, UC e DT foram significativamente (p<0,005) influenciadas por TL, TW e TC. Nas ovelhas, a idade, a gravidez e o estado de lactação influenciaram significativamente (p<0,005) a TL e a CU, respetivamente. As formas do úbere das cabras e das ovelhas com WAD eram em taça, cilíndricas e em funil, sendo que esta última não foi encontrada nas ovelhas. As tetinas eram em forma de garrafa, cilíndricas e em funil, colocadas vertical e obliquamente em ambas as espécies. Tanto nas cabras como nas ovelhas, o úbere em forma de taça foi o mais predominante, com 57,20% e 83,92% de ocorrência, respetivamente. A teta de forma cilíndrica foi a mais prevalente em ambas as espécies, com 64,43% e 83,91% de ocorrência, respetivamente. O posicionamento oblíquo (inclinado) das tetas foi o mais frequente em ambas as espécies, com 77,73% e 95,10% de ocorrência, respetivamente, nas cabras. Foram também encontradas correlações fenotípicas positivas e significativas (p<0,005) entre UL e UW (r = 0,74), UL e UC (r = 0,65), UL e DT (r = 0,53), UW e UC (r = 0,72), UW e DT (r = 0,65), UC e DT (r = 0,54). Isto poderia servir de base para a seleção de caraterísticas do úbere de cabras e ovelhas com DAW como resposta indireta num programa de seleção de caraterísticas múltiplas, especialmente para a produção de leite. Tanto nas cabras como nas ovelhas WAD, o úbere em forma de taça foi o mais prevalente, seguido das formas cilíndrica e em funil, respetivamente, exceto nas ovelhas WAD, em que a forma em funil não existia. As formas das tetas, tanto das cabras como das ovelhas, seguiram o mesmo padrão. A tetina de forma cilíndrica foi a mais frequente (69,43 e 83,91%, respetivamente). A colocação das tetinas seguiu o mesmo padrão tanto nas cabras como nas ovelhas com WAD. A colocação da teta mais prevalente foi a oblíqua (77,73 e 95,10%, respetivamente). As cabras anãs da África Ocidental (WAD) tinham úberes e tetas maiores do que as ovelhas anãs da África Ocidental, o que indica um maior potencial de produção de leite. A idade, a paridade e o estado fisiológico tiveram efeitos significativos nas dimensões do úbere, mas só a idade influenciou significativamente as dimensões das tetas das cabras WAD.

Mahdi (2009) estudou as estruturas anatómicas grosseiras e histológicas da glândula mamária em pequenos ruminantes (ovelhas e cabras). Referiu que o úbere da ovelha e da cabra era composto por duas glândulas (duas metades), cada uma drenada por um único canal de teta e possuindo um único orifício de teta. Nos pequenos ruminantes, o úbere localiza-se na região inguinal, que compreende duas glândulas (glândula esquerda e direita) situadas de cada lado da linha média ventral. Externamente, as duas metades são indicadas pelo sulco mamário mediano. A glândula estava coberta por uma pele pigmentada com pêlos finos até à base da teta. De um modo geral, o úbere e as tetas das cabras são maiores do que os das ovelhas. A teta da cabra tem uma forma cónica, é larga na base e sobressai do úbere como um funil. A teta era dirigida latro ventralmente sem um ponto específico de ligação com o úbere. Na ovelha, a teta era cilíndrica, curta e dirigida carnio-ventralmente. Algumas destas tetas abrem-se para a glândula normal, pelo que são designadas por tetas verdadeiras; outras não se abrem para a glândula, pelo que são designadas por pseudo-tetas. As glândulas mamárias lactantes dos pequenos ruminantes eram compostas por glândulas túbulo-alveolares. A glândula era composta por muitos lóbulos separados uns dos outros por tecido conjuntivo interlobular. Os lóbulos eram subdivididos em vários lóbulos por um cordão de tecido conjuntivo (tecido conjuntivo intra-lobular) originado no tecido conjuntivo interlobular.

Prasad *et al.* (2010) observaram que os búfalos têm uma grande variação nas formas do úbere. As diferentes formas eram em taça, globular e pendente. As búfalas com úbere em forma de taça produzem mais leite, o que pode dever-se à extensão para a frente e para trás dos quartos do úbere.

Paramasivan (2013) referiu que a glândula mamária das ovelhas estava localizada na região inguinal. Era constituída por duas glândulas separadas por um sulco longitudinal mediano pouco profundo com pêlos finos. O sulco não era visto durante as idades pré-púbere e púbere, mas aparecia durante a gravidez e permanecia depois disso, sendo distinto em ovelhas lactantes. A pele da glândula estava coberta de pêlos grosseiros de cor castanha a castanha clara que cobriam a superfície ventral do corpo. Nos animais pré-púberes, a glândula mamária não estava desenvolvida em termos grosseiros. Nas ovelhas prenhes e lactantes, tinha a forma de um saco globular ou arredondado, com duas tetas localizadas na parte ventro-lateral. As tetas da glândula mamária das ovelhas eram simétricas em tamanho e forma. Nas ovelhas pré-púberes, apresentavam-se em forma de cone, com a extremidade pontiaguda virada para o chão, ao passo que nas ovelhas com glândula bem desenvolvida, durante a lactação, estavam orientadas lateralmente.

Susanta *et al.* (2013) referiram que a ocorrência de úbere em forma de calha em vacas desi era elevada em comparação com vacas cruzadas, nas quais era pendente. Também referiram que, na vaca Desi, a fixação apertada do úbere, a fenda profunda do úbere e os quartos do úbere equilibrados.

Pavol *et al.* (2014) estudaram a comparação e a relação dos traços morfológicos do úbere de ovelhas com a produção de leite, a capacidade de ordenha das máquinas e a capacidade de gestão. Um melhor conhecimento das caraterísticas morfológicas do úbere, a variabilidade permite identificar as caraterísticas mamárias mais adequadas para os programas de seleção e otimizar o esquema de pontuação linear do úbere para raças de ovinos leiteiros e investigou as caraterísticas morfológicas da glândula mamária em raça pura.

ADAM *et al.* (2017) descreveram que a investigação anatómica grosseira revelou que o úbere da cabra era constituído por duas metades; cada uma tinha corpo mamário e teta, e estava suspensa na parede abdominal ventral e no pavimento pélvico através das lâminas suspensoras medial e lateral. Além disso, cada metade era composta por uma única unidade mamária, que incluía o parênquima glandular mamário, os ductos lactíferos, o seio lactífero e o canal da teta, terminado por um orifício da teta.

S. Senthilkumar *et al.* (2019) afirmaram que, tanto nas ovelhas como nas cabras, a glândula mamária estava coberta de fora para dentro por pele e cápsula fibroelástica. A pele do úbere é composta por epiderme e derme. A epiderme é revestida por um epitélio escamoso estratificado e queratinizado. Derme composta por tecido conjuntivo denso e irregular com numerosas glândulas sudoríparas, glândulas sebáceas, folículos pilosos e fibras nervosas. Estatisticamente, não se observou qualquer diferença na espessura da cápsula entre os grupos lactante e não-lactante nas ovelhas Madras Red e nas cabras Boer locais. A quantidade de tecido estromal variou entre animais em lactação e não-lactantes. Verificou-se que era maior nos animais não lactantes. Os septos interalveolares eram compostos por colagénio, fibras elásticas e reticulares, fibroblastos, fibras musculares lisas, células adiposas e feixes de fibras nervosas. Os septos interlobares eram constituídos por feixes de tecido conjuntivo espesso e denso, composto por fibras colagénicas, elásticas e reticulares.

2.2 Biometria

Naito (1958) registou um número máximo de alvéolos e células epiteliais durante o parto e um número mínimo no pico da lactação em cobaias.

Arzumanyan (1960) referiu que a proporção de tecido glandular e o diâmetro médio do alvéolo diminuíam, enquanto a proporção de tecido conjuntivo aumentava na glândula mamária da vaca e da cabra à medida que a lactação avançava.

Mayer e Klein (1961) relataram uma queda no número de alvéolos por unidade de área e um aumento no diâmetro alveolar no momento do parto em animais domésticos. O número de núcleos foi constante durante a última parte da gestação e aumentou aproximadamente duas vezes no momento do parto. Houve poucas alterações no número total de alvéolos após o parto, enquanto o aumento do volume do tecido glandular foi evidente com o avanço da lactação.

Seikh e Sultan (1977) registaram o tecido secretor e não-secretor durante o crescimento do úbere aos 13, 18, 24, 31 e 37 meses de idade em novilhas búfalas e afirmaram que o tecido secretor era significativamente maior do que os tecidos não-secretores em todos os grupos.

Muammer *et al.* (2005) observaram os efeitos das medidas do úbere e dos tetos na produção de leite em vacas da raça Pardo-Suíça. As diferenças entre as médias do comprimento dos tetos dianteiros e traseiros, diâmetro dos tetos dianteiros e traseiros, altura do úbere dianteiro e traseiro, distância entre os tetos dianteiros e escore do tipo mamário em diferentes números de lactação foram estatisticamente significativas ($P<0,001$). O diâmetro dos tetos dianteiros e traseiros, a distância entre os tetos dianteiros, a distância entre os tetos traseiros e a distância entre os tetos dianteiros e traseiros após a ordenha foram menores do que antes da ordenha. A produção total de leite por lactação e a produção de leite por ordenha foram significativamente correlacionadas positivamente com a distância entre os tetos anteriores e posteriores e com o escore do tipo mamário antes da ordenha ($P<0,001$). Os valores médios antes da ordenha para o comprimento das tetas dianteiras e traseiras, diâmetro das tetas dianteiras e traseiras, altura do úbere das tetas dianteiras e traseiras, distância entre as tetas dianteiras, distância entre as tetas traseiras, distância entre as tetas dianteiras e traseiras e escore do tipo mamário na lactação geral foram 59,45 e 49,72 mm, 22,14 e 21,53 mm, 47,96 e 47,59 cm, 12,29 cm, 7,76 cm, 9,58 cm e 23,65, respetivamente. Eles concluíram que as medidas das tetas e do úbere e o escore do tipo mamário afetaram significativamente a produção de leite. O comprimento das tetas dianteiras e traseiras aumentou antes e depois da ordenha com o avanço do estágio de lactação. O comprimento das tetas anteriores e posteriores foi maior no primeiro grupo de produção de leite do que no segundo e terceiro. Os diâmetros das tetas anteriores e posteriores antes da ordenha foram maiores do que após a ordenha. O diâmetro dos tetos aumentou antes e depois da ordenha com o avanço do número de lactações. A altura do úbere dianteiro e traseiro diminuiu com o avanço do número de lactações e a altura do úbere dianteiro e traseiro antes da ordenha foi menor do que depois. De acordo com os grupos de produção de leite, a altura do úbere anterior e posterior foi menor no terceiro grupo de produção de leite. Afirmaram ainda que o comprimento dos tetos, a altura do úbere, as distâncias entre os tetos dianteiros, entre os tetos traseiros e entre os tetos dianteiros e traseiros e a pontuação do tipo mamário foram significativamente afetados na produção de leite. Além disso, a produção de leite por lactação diminuiu com o aumento do comprimento dos tetos posteriores e aumentou com a diminuição da altura do úbere e com o aumento da distância entre os tetos. As vacas com elevadas pontuações do tipo mamário tiveram uma elevada produção de leite, devido à elevada correlação positiva entre a produção de leite e as pontuações do tipo mamário e as distâncias entre as tetas, estas caraterísticas podem ser utilizadas como critérios de seleção para aumentar a produção de leite.

Paramasivan (2013) relatou que o comprimento da glândula mamária foi de 9,00 ± 0,18 cm em animais prenhes, que aumentou para 11,53 ± 0,72 cm em animais lactantes. No entanto, no animal seco foi de apenas 7,33 ± 0,42 cm. A largura e a espessura da glândula mamária apresentaram uma tendência semelhante. A distância ântero-posterior da glândula mamária foi de 6,08 ± 0,23 cm em animais púberes, 13,00 ± 0,94 cm em animais prenhes, que aumentou até 19,66 ± 0,46 cm em animais lactantes. O valor então reduziu para 15,58 ± 0,87 cm no animal seco. O comprimento, o diâmetro da base e o diâmetro da ponta da teta aumentaram desde o animal pré-púbere até aos animais em lactação, mas diminuíram nos animais secos. Da mesma forma, a distância entre tetas nos animais pré-púberes foi de 3,56 ± 0,06 cm, aumentando gradualmente até 9,65 ± 0,35 cm.

James (2009) avaliou as caraterísticas do úbere de 229 cabras anãs da África Ocidental (WAD) e 143 ovelhas anãs da África Ocidental (WAD) e determinou os factores que as afectam. Em ambas as espécies, todas as dimensões do úbere e dos tetos aumentaram com a idade e a paridade, enquanto as maiores e menores dimensões do úbere e dos tetos foram observadas em animais lactantes e não lactantes (secos), respetivamente. Os valores médios de UL, UW, UC, DT, TL, TW e TC das cabras WAD foram de 12,44 ± 0,15 cm, 8,81 ± 0,11 cm, 26,81 ± 0,32 cm, 8,27 ± 0,09 cm, 2,40 ± 0,02 cm, 1,22 ± 0,02 cm e 3,11 ± 0,03 cm, respetivamente. As médias de UL, UW, UC, DT, TL, TW e TC dos ovinos WAD foram de 11,30 ± 0,15 cm, 8,78 ± 0,13 cm, 26,21 ± 0,36 cm, 9,02 ± 0,12 cm, 2,10 ± 0,02 cm, 1,19 ± 0,02 cm e 3,06 ± 0,03 cm, respetivamente. As cabras WAD tinham um úbere maior do que as ovelhas WAD, o que indica um maior potencial de produção de leite.

Mahdi (2009) registou que o comprimento e o diâmetro médios das tetas das ovelhas e cabras foram os seguintes: profundidade do úbere 8,74 ± 0,55 cm e 9,1 ± 0,31 cm. A largura do úbere foi de 12,73 ± 0,21 cm e 14,92 ± 0,16. A profundidade do úbere foi de 8,74 ± 0,55 e 9,1 ± 0,31. O comprimento da teta registado foi de 2,91±0,30 e 3,71±0,21 e a largura da teta foi de 1,12±0,25 e 1,34±1,10, respetivamente. A profundidade da teta registada foi de 4,42±0,123 e 5,41±0,22, respetivamente.

> Upadhyay *et al.* (2013) efectuaram um estudo sobre a morfologia do úbere e estabeleceram a sua relação com a produção de leite em cabras locais da região de Rohilkhand. Nesse estudo, relataram que o volume do úbere (UV) em cabras primíparas e multíparas era de 516,54 ± 74,52 ml e 940,76 ± 46,47 ml, respetivamente. O maior volume do úbere nos animais multíparos pode ser devido ao crescimento completo e à fase ativa do sistema mamário com o avanço da paridade. Estes valores foram significativamente (P<0,05) mais elevados nas multíparas do que nas primíparas. Os valores do comprimento do úbere (CU), da profundidade do úbere (PU), da circunferência do úbere (CU), da largura da linha do úbere (LRU) e da largura da coluna do úbere (LPC) das cabras primíparas foram de 10,41 ± 0,60 cm, 11,58 ± 0,63 cm, 28,34 ± 1,12 cm, 8,74 ± 0,45 cm e 7,66 ± 0,52 cm, respetivamente. Os valores correspondentes para cabras multíparas

foram 12,14 ± 0,38 cm, 14,74 ± 0,39 cm, 35,20 ± 0,69 cm, 10,83 ± 0,28 cm e 9,30 ± 0,32 cm, respetivamente. O valor médio dos vários parâmetros das tetas, nomeadamente o comprimento das tetas (TL), o diâmetro das tetas (TD), a circunferência das tetas (TC), a altura das tetas em relação ao solo (THG) e a distância entre as tetas (DBT) para as cabras primíparas foi de 9,07 ± 0,57, 3,02 ± 0,27, 10,09 ± 0,88, 20,83 ± 1,02 e 8,22 ± 0,88 cm, respetivamente. Os valores correspondentes para cabras multíparas foram 9,58 ± 0,35, 4,28 ± 0,17, 13,52 ± 0,55, 18,42 ± 0,64 e 10,04 ± 0,56 cm, respetivamente. As UL, UD, UC, URW e UCW foram significativamente ($P<0,05$) mais elevadas nas cabras multíparas do que nas primíparas. Os parâmetros do úbere, nomeadamente UV, UL, UD, UC, URW e UCW para o cabrito simples foram 653,87 ± 76,04 ml, 10,69 ± 0,50, 12,50 ± 0,60, 30,09 ± 1,08, 9,28 ± 0,41 e 8,01 ± 0,45 cm, respetivamente. Os valores correspondentes para os cabritos gémeos foram 934,05 ± 62,09 ml, 12,30 ± 0,41, 14,76 ± 0,49, 35,40 ± 0,88, 10,89 ± 0,33 e 9,40 ± 0,36 cm, respetivamente. Os parâmetros da teta, nomeadamente TL, TD, TC, THG e DBT para o cabrito simples foram 9,36 ± 0,48, 3,34 ± 0,24, 11,01 ± 0,79, 19,99 ± 0,90 e 8,36 ± 0,72 cm, respetivamente. Os valores correspondentes para os cabritos gémeos foram 9,49 ± 0,39, 4,32 ± 0,20, 13,60 ± 0,64, 18,49 ± 0,73 e 10,32 ± 0,60 cm, respetivamente. No entanto, o THG diminuiu com o aumento do tamanho da ninhada. Esta tendência pode dever-se ao facto de o sistema mamário ser funcional numa fase posterior da vida. A diminuição do THG pode ser devida à pendularidade do úbere com o avanço da paridade e o aumento do tamanho da ninhada. Os gémeos cabritos tinham um úbere significativamente mais volumoso e uma distância menor entre a teta e o chão. Todas as caraterísticas morfológicas do úbere tiveram uma correlação positiva e significativa

(P<0,05) com o peso corporal da cabra em diferentes intervalos. A mesma tendência foi observada nas caraterísticas dos tetos. A produção de leite desta cabra local foi afetada pelo valor dos parâmetros do úbere e quanto maior o tamanho da ninhada, maior o valor dos parâmetros do úbere e dos tetos. Concluíram que quanto maior o peso corporal menor o THG e que este pode ser considerado como critério de seleção dos animais e que o sistema mamário desta cabra local é comparável ao de qualquer outra raça caprina indiana de dupla finalidade.

Pavol *et al.* (2014) referiram que vários factores podem influenciar a morfologia do úbere, tais como o genótipo, o número de lactações e o estádio de lactação, o estado de saúde do úbere e o sistema de criação. O conhecimento dos parâmetros genéticos para a morfologia do úbere é útil para as caraterísticas de parâmetros selecionados que caracterizam os traços externos do úbere de ovelhas das raças Valachian (IV) e Tsigai (TS) melhoradas, que incluem o comprimento do úbere, a largura do úbere, a profundidade do úbere posterior, a profundidade da cisterna, o comprimento da teta e a teta. Registaram que o comprimento do úbere era de 0,53 mm no Valachian (IV) e de 0,93 mm no Tsigai (TS). A largura do úbere em Valachian (IV) foi de 0,65 mm e em Tsigai (TS) de 0,53 mm. A profundidade do úbere posterior foi de 0,86 mm e 0,65 mm e 0,40 mm @ 0,37 mm, respetivamente. A profundidade da cisterna nas raças Valachian (IV) e Tsigai (TS) foi de 0,59 e 0,35 mm e 0,54 e 0,45 mm. As medidas das tetas nas raças Valachian (IV) e Tsigai (TS) foram: comprimento das tetas, 0,01 & 0,01 mm, e 0,03 -0,10 mm, respetivamente. O ângulo das tetas medido nas raças Valachian (IV) e Tsigai (TS) foi de 0,35 mm -0,14 e 0,31 mm - 0,58 mm, respetivamente.

Merkhan (2014) estudou as caraterísticas do leite e a sua

relação com as medidas do úbere em ovelhas Awassi. A partir de um mês após o parto, a produção de leite foi registada em intervalos mensais até as ovelhas estarem secas. Além disso, foram medidas as caraterísticas do úbere, incluindo a largura do úbere, a circunferência do úbere, o comprimento do úbere, a distância entre as tetas e o comprimento e diâmetro de ambas as tetas. Os resultados revelaram que o sexo dos cordeiros e o estágio de lactação afetaram ($P<0,05$) a produção de leite no dia do teste. A idade da mãe não teve efeito na produção de leite no dia do teste, mas afectou ($P<0,05$) o diâmetro da teta esquerda e o comprimento da teta direita. À medida que a produção de leite aumentou, houve um aumento na circunferência do úbere e no diâmetro dos tetos ($P<0,05$). A produção de leite correlacionou-se positivamente com todas as medidas do úbere, exceto com o comprimento do úbere e o comprimento do teto direito. Foram observados coeficientes de correlação positivos e elevados entre o perímetro do úbere e a largura do úbere ($r=0,679$), a distância entre as tetas ($r=0,699$) e o diâmetro da teta esquerda ($r=0,417$), bem como entre a largura do úbere e a distância entre as tetas ($r=0,732$). Foi observada uma relação positiva ($P<0,01$) entre as medidas das tetas ($r=0,596$-$0,908$). De acordo com os resultados da análise de componentes principais, a circunferência do úbere e o comprimento da teta direita foram os melhores preditores da produção de leite em ovelhas Awassi. As ovelhas de 3 anos de idade tinham maior UW, UC, UL e DBT do que as ovelhas de 2, 4 anos de idade e mais velhas ($P<0,05$). O diâmetro da teta esquerda e a RTL aumentaram ($P<0,05$) com a idade. No entanto, à medida que a idade das ovelhas aumentava, não foram observados efeitos para o IDT e a LTL. Os autores concluíram que as caraterísticas do úbere não foram afectadas pela idade das ovelhas ou pelo número de lactações. As medidas do úbere e dos tetos foram maiores à medida que a produção de leite aumentou. As diferenças entre elas não foram significativas, exceto para UC, LTD e RTD (P<0,05).

Chandrasekar *et al.* (2016) observaram a relação entre as medidas do úbere e das tetas no pré-parto e as caraterísticas subsequentes da produção de leite em búfalas primíparas da raça Nili Ravi. O comprimento do úbere (UL), a largura do úbere (UW), a profundidade do úbere, o comprimento das tetas (TL), o diâmetro das tetas (TD) e as distâncias entre as tetas foram medidos em intervalos quinzenais, desde 60 dias antes do parto até o parto. Após o parto, a produção total de leite aos 60 dias (TDMY), o pico de produção (PY) e os dias necessários para atingir o PY (DPY) também foram registados. Os coeficientes de correlação de várias medidas do úbere e das tetas desde 60 dias antes do parto até ao parto com 60 dias para TDMY, PY e DPY foram calculados para descobrir a relação entre as caraterísticas em búfalas Nili-Ravi primíparas. O resultado indicou que todas as medidas do úbere e das tetas aumentaram gradualmente até à data do parto em búfalas primíparas. As medidas UL, UW, TL dianteira esquerda (LF) e traseira direita (RR), RRTD, e a distância entre as tetas LF e traseira esquerda (LR) foram positivamente correlacionadas com o TDMY de 60 dias. A UL e a UW apresentaram uma correlação positiva, mas não significativa, com o PY. As TLs anteriores apresentaram uma correlação positiva, ao passo que as TDs e as distâncias das tetas apresentaram uma correlação negativa com o DPY em búfalas Nili-Ravi primíparas. A UL apresentou uma correlação negativa ao longo dos últimos 2 meses de gestação, exceto aos 15 dias pré-parto, em que o valor positivo registado foi de 0,13. A UW foi positivamente correlacionada com o DPY aos 60, 45 e 15 dias pré-parto e negativamente correlacionada aos 30 dias pré-parto na data do parto. Não foi encontrada correlação entre UD e DPY aos 60 dias pré-parto. Depois disso, houve correlação negativa até a data do parto. Os valores de correlação entre essas caraterísticas não foram estatisticamente significativos durante todo o período. No que diz respeito à TL, a teta LF antes dos 2 meses de gestação tinha 3,89 cm e aumentou para 5,13 cm no parto. Os valores respectivos para as tetas LR, RF e RR foram registados como 4.03, 3.93 e 4.13 cm, 5.40, 5.18 e 5.49 cm. Todas as TLs aumentaram gradualmente de 60 dias antes do parto até o parto. O comprimento dos tetos posteriores foi comparativamente maior do que o dos tetos anteriores. Período, considerando a TD, a teta LF aos 60 dias antes do parto era de 1,86 cm que aumentou gradualmente até 2,73 cm no parto. Os outros TDs, isto é, LR, RF e RR também mostraram uma tendência similar de crescimento no final da gestação. O maior TD foi observado na teta LR seguida pela RR. Os tetos anteriores tinham diâmetros quase semelhantes durante os últimos 2 meses de gestação. Eles afirmaram que 60 dias antes do parto, as distâncias dos tetos anteriores e posteriores eram de 8,97 e 2,99 cm, respetivamente. As distâncias respectivas aumentaram para 14,30 e 6,04 cm na altura do parto. Um aumento quase semelhante da distância dos tetos foi registado durante o período em LR-RR, LF-LR e RF-RR (3,05, 3,39 e 3,90 cm, respetivamente), enquanto que um aumento substancial foi observado em LF-RF seguido por LF RR. A teta RF foi positivamente correlacionada com PY aos 60 e 45 dias pré-parto, que diminuiu gradualmente aos 15 dias pré-parto. Finalmente, no parto, foi estabelecida uma correlação negativa muito baixa.

Sezenler (2016) estudou o efeito da paridade e do tipo de parto no desempenho e no úbere de ovelhas. Uma correlação significativa entre a circunferência do úbere, a forma do úbere, a profundidade do úbere, a fixação do úbere com a produção diária de leite foi encontrada altamente correlacionada com a produção diária de leite. Foram encontradas correlações positivas significativas (P<0,05 ,

P<0,001) entre o perímetro do úbere e a profundidade do úbere, o perímetro do úbere e o diâmetro da teta. Da mesma forma, verificou-se uma correlação positiva entre a profundidade do úbere e a largura do úbere, o comprimento dos tetos e o diâmetro dos tetos, o diâmetro dos tetos e a largura do úbere, a altura inferior do úbere e a altura superior do úbere, a altura superior do úbere e a largura do úbere aos 70 e 100 dias de lactação. Foram observados coeficientes de correlação fenotípica entre o peso vivo, o índice de condição corporal e a produção diária de leite. Foram determinadas correlações fenotípicas positivas significativas entre o peso vivo dos borregos e o peso vivo das ovelhas (0,24) no primeiro mês de lactação. Não foram observadas correlações entre o LLW e o BCS, DMY. No entanto, foram determinadas correlações fenotípicas positivas significativas entre o peso vivo dos borregos (LLW) e o peso vivo das ovelhas (ELW) (0,22), o peso vivo das ovelhas (ELW) e a produção diária de leite (0,40) e o BCS (0,49) para o segundo mês de lactação. Além disso, foram estabelecidas correlações fenotípicas positivas significativas entre o BCS e o ELW (0,60) e o ELW e o DMY (0,46) para o terceiro mês de lactação. Os resultados indicaram que as ovelhas de parição gémea produzem mais leite do que as ovelhas de parição simples. Além disso, as suas alterações de BCS foram superiores às das ovelhas de parto único. No entanto, as alterações de peso vivo foram semelhantes entre as ovelhas de parto simples e as de parto gemelar. Pode sugerir-se que o controlo do ECN das ovelhas nas diferentes fases da lactação, antes do acasalamento e no estado de gestação, pode aumentar a produção de leite e ajudar a melhorar a gestão do rebanho para reduzir a mobilização de reservas.

Pavol *et al.* (2014) estudaram parâmetros genéticos e fenotípicos para caraterísticas morfológicas do úbere em diferentes genótipos de ovelhas leiteiras. Eles observaram altas correlações genéticas entre a profundidade do úbere e a profundidade do úbere posterior (0,86), a profundidade da cisterna e a profundidade da cisterna (0,93), a posição dos tetos e o ângulo dos tetos (0,90), o tamanho dos tetos e o comprimento dos tetos (0,94). As maiores herdabilidades foram estimadas para as medidas do comprimento dos tetos e profundidade da cisterna (0,35 - 0,39) e para o ângulo dos tetos e tamanho dos tetos avaliados subjetivamente (0,32 - 0,33). Observaram que a fase de lactação produziu efeitos significativos em todas as caraterísticas do úbere, enquanto os efeitos da raça no comprimento do úbere e na distância entre os tetos não foram significativos. As diferenças nas dimensões dos tetos (largura e comprimento) e na altura do úbere (profundidade e altura da cisterna) foram significativas para a raça e a paridade. Além disso, referiram que, à medida que a largura do úbere aumentava, a altura da cisterna e o ângulo e a posição das tetas diminuíam e que, à medida que a altura do úbere aumentava, a altura da cisterna e o ângulo e a posição das tetas também aumentavam. As caraterísticas do úbere mais significativas e repetíveis foram as dimensões (comprimento) e a posição (ângulo) das tetas, a altura do úbere (também designada por profundidade), a largura e a altura das cisternas. As caraterísticas significativas do úbere para a ordenha mecânica foram: profundidade ou altura do úbere (da inserção do períneo até o fundo da cisterna do úbere), fixação do úbere (perímetro de inserção na parede abdominal), ângulo da teta (ângulo de inserção da teta com a vertical), e comprimento da teta (da inserção da glândula até a ponta), o que deu informações suficientes para melhorar os programas de morfologia do úbere.

S Senthilkumar *et al (2020)* afirmaram que a morfologia e as medições morfométricas em ovelhas Madras Red lactantes e não lactantes (n=15 cada). Em ambos os grupos, o úbere estava localizado na região inguinal. Consistia em duas glândulas mamárias (metades direita e esquerda) divididas por um sulco intermamário e cada uma tinha uma única teta. Nas ovelhas da raça Madras Red, a circunferência do úbere (CU) e a distância entre as tetas (ITD) apresentaram diferenças estatisticamente significativas entre ovelhas em lactação e não-lactantes. O comprimento do úbere (UL), a largura dos quartos direito (R-UW) e esquerdo (L-UW), a espessura do úbere (UT), o comprimento das tetas direita e esquerda (TL), o diâmetro das tetas na base (TDB), o diâmetro das tetas na ponta (TDT), a distância teta-solo (TFD) e a distância teta-fundo (TEFD) não revelaram qualquer diferença estatística entre animais em lactação e não-lactantes

2.3 Histologia

Prusty (1958) registou a presença de fibras elásticas nos septos interlobulares e interlobares em vacas em lactação. A distribuição das fibras elásticas era maior nas vacas não lactantes. Numerosas fibras elásticas estavam presentes no tecido conjuntivo interlobular e interlobular em cada lóbulo e à volta do alvéolo degenerado. Observou fibras elásticas orientadas circularmente nos ductos intralobulares, interlobulares e interlobares.

Reece (1958) afirmou que as células epiteliais eram do tipo colunar preenchidas com os produtos secretores e tornavam-se planas após a descarga dos produtos secretores. Os ductos terminais eram revestidos por uma única camada de epitélio, enquanto os restantes ductos eram revestidos por duas filas de células epiteliais. A atividade secretora teve início a meio da gravidez. Pouco antes do parto, houve um aumento da atividade secretora das células alveolares. Após o parto, houve um tremendo aumento na atividade secretora das células epiteliais que revestem os alvéolos. O aumento da formação de leite deveu-se a um aumento da taxa de secreção porque as figuras mitóticas eram raras durante a lactação. Quando o estímulo de sucção foi removido, a glândula mamária foi encontrada ingurgitada com leite. Os alvéolos estavam colapsados e as células epiteliais dos alvéolos desintegraram-se e derramaram-se no lúmen.

Taurig (1967) relatou a atividade proliferativa do epitélio mamário ao longo da gravidez na ratazana. A primeira evidência de atividade proliferativa foi observada no terceiro dia e foi máxima no quarto dia de gravidez. Kurosomi et al. (1968) observaram que o epitélio secretor da glândula mamária em lactação de ratos era composto por três tipos de células. Essas células eram células do epitélio glandular, células mioepiteliais e células errantes. Afirmaram que as células errantes eram células que ocorriam temporariamente, que migravam do tecido conjuntivo e dos vasos sanguíneos circundantes. As células glandulares constituíam a camada mais interna das células e tinham uma forma cuboidal ou ligeiramente achatada. Estas células estavam alargadas devido à acumulação de leite no lúmen glandular. Os núcleos eram redondos ou ovais. As microvilosidades estavam distribuídas de forma irregular na superfície apical, enquanto a superfície basal apresentava ligeiras invaginações.

Breazile (1971) opinou que a glândula mamária era uma glândula túbulo-alveolar composta desenvolvida a partir do espessamento ectodérmico embrionário em animais domésticos. A unidade secretora da glândula mamária em lactação era composta por alvéolos bem desenvolvidos. No estado não lactante, apenas o tecido conjuntivo e a gordura estavam presentes na glândula mamária. No animal em lactação, os alvéolos estavam organizados em lóbulos e lóbulos. Dentro de cada lóbulo, havia várias centenas de alvéolos e ductos intralobulares. Os alvéolos continham grandes cavidades e eram revestidos por epitélio cuboidal simples. Os alvéolos estavam distendidos com secreções e o epitélio de revestimento estava esticado e era do tipo escamoso simples. Um ducto intralobular revestido por epitélio cuboidal baixo drenava cada alvéolo. As células do ducto estavam rodeadas por células mioepiteliais. Os ductos interlobulares da glândula mamária eram revestidos por epitélio cuboidal estratificado ou colunar estratificado.

Nosier (1973) efectuou um estudo histológico da glândula mamária do camelo. A glândula mamária lactante era uma glândula tubulo-alveolar composta por ductos e alvéolos. A arquitetura da glândula era caracterizada pela presença de lóbulos secretores rodeados por estroma de tecido conjuntivo. A glândula mamária involuída era caracterizada pela perda gradual de alvéolos e da sua atividade secretora. A proporção média de tecido glandular e não glandular era maior na glândula lactante do que nas involuídas. Os alvéolos apresentavam-se sob a forma de pequenas vesículas de tamanhos desiguais. O revestimento epitelial dos alvéolos era achatado e do tipo colunar. Observou que os pequenos ductos intralobulares eram revestidos por epitélio cuboidal baixo, que se tornava colunar nos ductos maiores. As células epiteliais assentavam numa membrana basal distinta. Estavam presentes numerosos capilares sanguíneos e poucas células adiposas que rodeavam os alvéolos e o tecido conjuntivo interlobular.

Bloom e Fawcett (1994) observaram a estrutura microscópica

da glândula mamária lactante de um ser humano. Eles afirmaram que os alvéolos estavam dilatados e cheios de leite. O epitélio era fino em alguns alvéolos, enquanto noutras áreas, o lúmen era estreito e o epitélio era relativamente espesso. O epitélio era plano a colunar baixo e o núcleo era arredondado a oval situado no meio da célula. As células eram geralmente acidófilas, mas observava-se alguma substância basófila na base da célula. O lúmen alveolar estava cheio de material granular fino e gotículas de lípidos. Após alguns dias de interrupção do leite, a secreção que permaneceu nos alvéolos e nos ductos foi absorvida e verificou-se um aumento da atividade das enzimas lisossomais (arilsulfatase, catepsina D e fosfatase ácida) e uma diminuição das enzimas não lisossomais, o que acabou por resultar na degeneração do epitélio.

Agarwal *et al.* (1978) registaram células epiteliais colunares altas em alvéolos de cabras Barberi em lactação. Os bordos apicais das células eram indistintos. O lúmen alveolar estava quase vazio. As células mioepiteliais estavam presentes entre as células epiteliais secretoras e a membrana basal nos alvéolos. As paredes alveolares tocavam-se devido a um estroma intra-lobular muito fino na cabra em lactação.

Seeling e Beer (1978) observaram leucócitos intraepiteliais na porção basal do epitélio alveolar e entre as células epiteliais da glândula mamária de ratos lactantes. Registaram que a lâmina basal impede a entrada da secreção alveolar no tecido conjuntivo extra-alveolar.

Nickel *et al.* (1979) afirmaram que a superfície de corte da glândula mamária da vaca tinha um aspeto granular. O parênquima glandular estava dividido por tecido conjuntivo em lóbulos e lóbulos. Os lóbulos estavam repletos de ácinos glandulares, rodeados por células mioepiteliais contrácteis. Observavam-se fibras de tecido conjuntivo muito finas e capilares sanguíneos nos septos. O epitélio de revestimento dos alvéolos era do tipo cuboidal baixo a colunar alto no estado secretor e dependia do grau de enchimento do úbere. Os ácinos individuais estavam separados uns dos outros por septos finos. Na cabra em lactação, a glândula mamária apresentava menos tecido conjuntivo do que a glândula não lactante.

Banks (1981) relatou que a glândula mamária apresentava mais parênquima e menos tecido conjuntivo na fase de lactação ativa em mamíferos. As células epiteliais que revestem os alvéolos e a porção inicial dos ductos intra-lobulares eram a parte secretora da glândula. Durante a lactação, as células epiteliais eram colunares com a borda apical projetando-se na lâmina. A presença do bolbo apical era indicativa de um método de secreção apócrino. As bordas laterais das células eram indistintas. O núcleo estava presente basal ou apicalmente durante o processo de secreção. As células foram descarregadas no lúmen, que se tornou parte do produto de secreção. Estavam presentes no lúmen alveolar células secretoras desprendidas, macrófagos e leucócitos, em maior número durante o início da lactação. Foi observada uma ampla gama de atividade secretora num alvéolo, bem como num lóbulo. Verificou-se que um ou dois alvéolos drenavam para o ducto intra-lobular. O ducto lobular era o ducto secretor primário de um lóbulo revestido por epitélio cuboidal e numerosos ductos lobulares drenavam para o ducto lobar. O ducto lobar era o ducto excretor primário do lóbulo e era revestido por epitélio estratificado. Numerosas células mioepiteliais estavam intimamente associadas aos alvéolos e aos ductos secretores. O tecido conjuntivo intralobular e interlobular era de tipo areolar. Estavam presentes numerosas fibras elásticas e de colagem, vasos sanguíneos, linfáticos e nervos. Na glândula não lactante, o parênquima estava muito reduzido e substituído por tecido conjuntivo areolar e uma extensa infiltração linfocítica.

Michael (1981) observou em bovinos que a glândula juvenil era composta por ductos lácteos rudimentares e os alvéolos estavam embebidos em tecido adiposo abundante. O primeiro período de gestação foi caracterizado pelo desenvolvimento gradual com um aumento do ARN. No meio da lactação, os alvéolos estavam expandidos e havia pouco tecido intersticial observado nos lóbulos, e o epitélio glandular era rico em ARN. Registou um maior tamanho dos alvéolos na lactação média em comparação com a lactação avançada. Alguns lóbulos estavam involuídos e outros estavam completamente activos na lactação avançada. O úbere seco após a primeira lactação foi caracterizado pela redução do tamanho dos alvéolos e dos dutos de leite, pelo aumento do tecido intersticial e pelo reaparecimento do tecido adiposo.

Nickel *et al.* (1981) relataram que, em ruminantes e cavalos, as artérias mamárias derivam inteiramente da artéria pudenda externa, mas no porco e nos carnívoros elas também se originam das artérias torácica interna e torácica lateral. As veias têm um nome semelhante que acompanha as artérias. Ocorreram veias adicionais, especialmente em ruminantes e cavalos. Os numerosos vasos linfáticos drenam para os gânglios linfáticos mamários do centro linfático superficial ou inguino-femoral. Descreveram que os lóbulos glandulares estavam separados por uma rede de tecido conjuntivo interlobular delicado, amarelo-esbranquiçado. Esta rede continha muitas fibras elásticas e era contínua não só com o tecido conjuntivo intralobular mas também com o da própria glândula mamária. O úbere lactante continha sempre menos tecido conjuntivo do que a glândula não lactante. Os autores referiram que o epitélio dos alvéolos secretores da glândula tinha apenas uma camada de espessura, mas que as células podiam variar consideravelmente em altura, desde as cuboidais baixas até às colunares altas, dependendo do estado secretor e do grau de enchimento do úbere. Células colunares altas com ápices secretores foram vistas imediatamente antes e durante o início da ordenha. Os núcleos das células estavam situados principalmente na base e havia gotículas de lípidos no citoplasma. Os ácinos glandulares individuais eram como os alvéolos pulmonares, separados uns dos outros por septos finos que aumentavam a área de superfície e davam a imagem de uma secreção apócrina da glândula mamária. Além disso, eles relataram que o úbere da vaca tem dutos de leite interlobulares no tecido de suporte. Estes eram revestidos por epitélio colunar de uma ou duas camadas. O tecido de suporte era constituído por numerosos vasos sanguíneos e linfáticos, fibras nervosas e fibras musculares lisas isoladas. Cada lóbulo da glândula mamária é constituído por ácinos glandulares bem colocados. Estes estão ligados aos ductos intralobulares.

Sulochana *et al.* (1981 a & b) relataram estudos histológicos e histoquímicos sobre a glândula mamária de cabra e observaram que a cápsula e os septos da glândula mamária eram constituídos por fibras colagénicas e elásticas com alguns feixes de músculo liso. Só se viam fibras de colagénio entre os alvéolos. Os alvéolos glandulares eram revestidos por epitélio colunar de duas camadas. As células mioepiteliais estavam presentes à volta dos alvéolos e dos ductos. Os ductos pequenos eram revestidos por epitélio cuboidal simples, enquanto os ductos grandes eram revestidos por epitélio cuboidal simples. O comprimento e a largura dos lóbulos foram registados como 0,5-1,5 mm e 0,5-1,0 mm, respetivamente.

Katiyar (1982) registou as observações com base na estrutura histológica da glândula mamária da búfala. Verificou que a glândula mamária era composta por alvéolos e um sistema de ductos. Na glândula mamária em lactação, os alvéolos eram irregularmente poligonais e as suas paredes estavam dobradas. Verificou que o diâmetro total dos alvéolos variava de acordo com a forma dos alvéolos e que o tamanho dos alvéolos era reduzido nas búfalas não lactantes. Os alvéolos eram constituídos por epitélio secretor e uma camada de células mioepiteliais assentes na membrana basal. Na glândula lactante, o epitélio de revestimento dos alvéolos variava do tipo escamoso simples ao tipo colunar com contorno celular indistinto. Na fase não lactante, os alvéolos eram revestidos por epitélio cuboidal simples a colunar simples com limites celulares indistintos. Registou que o citoplasma do epitélio alveolar era homogéneo e intensamente eosinofílico nas búfalas em lactação e que algumas células apresentavam vacúolos positivos para a gordura na porção supranuclear. Em búfalas não lactantes, a quantidade de citoplasma e vacúolos era menor. A maior parte dos núcleos dos alvéolos lactantes eram vesiculares, de forma achatada a alongada ou arredondada, e estavam localizados em diferentes posições nas células. Alguns dos núcleos estavam corados de forma escura. O diâmetro dos núcleos variava de 3,0 a 10,0 µm. Os grânulos de cromatina grosseiros estavam dispersos de forma desigual nos núcleos e frequentemente apareciam em contacto próximo com a membrana nuclear. Em alguns alvéolos secretores, a parte apical das células estava saliente na lâmina, indicando um modo apócrino de secreção. Em búfalas não lactantes, a quantidade de massa secretora na lâmina alveolar variava de alvéolo para alvéolo e preenchia completamente a lâmina de alguns alvéolos. A massa luminal era intensamente eosinofílica e continha vacúolos de diferentes tamanhos. A maioria dos alvéolos estava preenchida por gotículas lipídicas de tamanhos variáveis. A massa luminal em alguns alvéolos continha leucócitos, particularmente neutrófilos e linfócitos. Ocasionalmente, a massa secretora apresentava núcleos extrudidos das células de revestimento alveolar. Alguns alvéolos revelaram a presença de corpos amiláceos. Relatou que alguns glóbulos na glândula mamária lactante se assemelhavam morfologicamente a uma glândula não lactante, que eram lóbulos em repouso. Os alvéolos nos lóbulos em repouso eram revestidos por epitélio cuboidal simples e o seu lúmen era desprovido de massa secretora. Ele afirmou que havia variação no número de lóbulos em repouso em diferentes locais da glândula mamária. Nas búfalas em lactação, os ductos intralobulares e interlobulares eram revestidos por epitélio cuboidal simples. Os ductos das búfalas não lactantes eram revestidos por epitélio simples cuboidal a colunar. Os núcleos eram vesiculares e redondos nas búfalas lactantes, enquanto nas búfalas não lactantes eram ovóides a alongados com material cromatínico desigualmente disperso. As células mioepiteliais estavam dispostas longitudinalmente em torno dos ductos interlobulares e interlobulares. A lâmina própria dos ductos era constituída por fibras de colagénio dispostas circularmente. Ele relatou que o estroma da glândula mamária estava organizado para formar septos de tecido conjuntivo interlobar, interlobular e interalveolar em animais lactantes. Continha fibras de colagénio soltas e irregularmente dispostas, numerosas fibras elásticas e fibras reticulares finas. Nas búfalas não lactantes, o estroma interlobular aumentou significativamente e o tecido glandular apareceu sob a forma de um grupo isolado. Os feixes de colagénio estavam densamente compactados. Registou-se uma menor quantidade de estroma intralobular em búfalas com elevada produção de leite. O tecido conjuntivo interalveolar era composto por fibras de colagénio, numerosos capilares sanguíneos e vénulas.

Kensinger *et al.* (1986) observaram que o crescimento da glândula mamária se completava no 90º dia de gestação em porcos. As gotículas de lípidos estavam presentes nas células e na lâmina alveolar. Eles afirmaram que, no dia do parto, os alvéolos estavam totalmente funcionais. No quarto dia de lactação, o epitélio secretor estava diferenciado com núcleos firmemente pressionados contra a borda basal das células. Mesmo a acumulação de leite com muitas gotículas de lípidos na lâmina sugeria uma elevada taxa de atividade metabólica.

Parmar *et al.* (1986 a) efectuaram um estudo histomorfológico da glândula mamária lactante e não-lactante de uma cabra preta de Bengala e observaram que os lóbulos eram alongados, irregularmente poligonais e ocasionalmente ovais. Os lóbulos em repouso tinham um lúmen estreito. Afirmaram que o tamanho dos lóbulos estava relacionado com o estado funcional da glândula mamária. Os alvéolos eram irregularmente poligonais, arredondados ou ovais. Os alvéolos eram revestidos por uma única camada de células epiteliais escamosas a colunares. Observaram corpos amiláceos no lúmen alveolar. A maioria deles estava concentricamente laminada, enquanto alguns tinham uma arquitetura homogénea. Foram observadas células mioepiteliais fusiformes entre o epitélio e a membrana basal. Os lóbulos eram mais pequenos nas cabras não lactantes. O número médio de alvéolos por lóbulo e o diâmetro dos alvéolos eram menores nas cabras não lactantes.

Parmar *et al.* (1989) referiram que a glândula mamária da cabra Jamnapari era uma glândula túbulo-alveolar e que o tamanho do lóbulo era comparativamente mais pequeno nas cabras não lactantes. Afirmou que o número de alvéolos variava consoante a fase fisiológica da glândula mamária e que eram revestidos por uma única camada de epitélio achatado com núcleos mais escuros na fase de repouso e por células epiteliais colunares altas na fase secretora. O epitélio alveolar era do tipo colunar alto com limites celulares indistintos, com núcleos redondos ou ovais e continha citoplasma espumoso abundante com bolhas apicais. Na fase não lactante, a cromatina era densa. As células mioepiteliais situavam-se à volta dos ductos, que estavam dispostos longitudinalmente.

Holst *et al.* (1987) observaram a histologia do tecido mamário de vacas no dia zero, dois, quatro, sete, catorze, vinte e um e trigésimo dia de involução. Eles descobriram que o epitélio secretor era cuboidal e a porção apical estava cheia de muitos pequenos vacúolos no dia zero e após a ordenha, dentro de dois dias, eles notaram grandes vacúolos intracelulares. Estes vacúolos desapareceram entre duas e três semanas de involução. Eles observaram que a proporção de tecido conectivo inter-alveolar aumentou do dia zero aos trinta dias do período de involução. Na cabra em lactação, os ductos intra-lobulares eram revestidos por epitélio simples cuboidal a colunar baixo, enquanto que o epitélio achatado a cuboidal foi observado na fase não-lactante. Os núcleos eram de forma arredondada a esférica. Os ductos interlobulares eram revestidos por epitélio estratificado tanto na cabra em lactação como na não-lactante. A camada luminal era altamente cuboidal e os ductos interlobulares tinham saculações no seu trajeto e estavam cheios de secreção na fase de lactação, enquanto a camada basal era achatada em ambas as fases.

Sordillo e Nikerson (1988) afirmaram que a glândula mamária da ovelha involuiu completamente trinta e dois dias após o desmame. As células degenerativas desapareciam e os restos alveolares eram revestidos por poucas camadas de células epiteliais bem compactadas. E relatou que, na atividade sintética e secretora, o número de células epiteliais e a lâmina alveolar eram aparentemente mais elevados na glândula mamária da vaca antes das duas semanas de parto, com baixa percentagem de estroma. No sétimo dia de parto, o citoplasma epitelial continha vesículas secretoras na região apical. A glândula mamária involuiu gradualmente ao longo de um período de duas semanas. Durante as primeiras duas semanas de involução, houve um aumento do estroma e do epitélio secretor inativo. Além disso, os mastócitos eram mais numerosos no tecido conjuntivo durante as duas primeiras semanas de involução. Afirmaram ainda que as células epiteliais bovinas não regrediam tanto como as observadas na glândula mamária de ratos e ovelhas. Durante todo o período de não-lactação, estavam presentes numerosos leucócitos na lâmina alveolar.

Sulochana *et al.* (1983) efectuaram uma observação histológica de ovelhas pluríparas e encontraram um sistema de ductos e alguns alvéolos involuídos embebidos em almofadas de gordura no 30º dia de gestação em ovelhas não lactantes. Os alvéolos verdadeiros com lúmen incipiente estavam presentes no 60º dia de gestação. Houve um aumento acentuado do tecido parenquimatoso no 90º dia de gestação devido à luminosidade e ao aumento relativo do número e tamanho dos alvéolos. Verificaram que as células epiteliais alveolares eram colunares simples nos sessenta e noventa dias de gestação. O material secretor no lúmen dos alvéolos estava presente no 120º dia de gestação. A maturidade funcional do parênquima mamário era evidente pela presença de glóbulos de gordura e colostro no 150º dia de gestação. No 120º e 150º dia de gestação, os alvéolos eram revestidos por epitélio cuboidal simples. Os núcleos eram redondos e estavam localizados no centro das células epiteliais alveolares. A forma dos alvéolos era redonda e oval no sexagésimo ao centésimo vigésimo dia de gravidez. Os alvéolos eram, na sua maioria, de contorno irregular e hipertrofiados com o aumento da atividade, assemelhando-se a uma glândula lactante no 150º dia de gravidez. Encontraram glóbulos de gordura no citoplasma no 150.º dia de gestação. Os glóbulos de gordura na zona intra-nuclear eram comparativamente mais pequenos.

Yves *et al.* (1991) relataram que, durante a gestação, os ductos das glândulas mamárias proliferaram e formaram alvéolos semelhantes a uvas em pequenos e grandes ruminantes. O sistema lóbulo-alveolar cresceu continuamente até meados da gestação. As células epiteliais, os macrófagos, os leucócitos mononucleares e os fragmentos de células eram os elementos normais do leite. As hormonas metabólicas, como os corticóides da suprarrenal, a insulina e o glucagon do pâncreas e as hormonas da tiroide, afectam direta ou indiretamente a glândula mamária. A prolactina estimulava a síntese de caseína nos alvéolos revestidos por células epiteliais de revestimento. A atividade secretora da glândula mamária diminuiu lentamente e acabou por cessar, provavelmente sob a influência da diminuição da concentração destas hormonas com o avanço da lactação da vaca.

Smallwood (1993) referiu que, na corça, existiam numerosas glândulas sebáceas e glândulas odoríferas enroladas na pele do úbere e que estavam frequentemente presentes pequenas tetas acessórias. O úbere dos ovinos era mais pequeno do que o dos caprinos. As glândulas sebáceas e tubulares estavam associadas a estas bolsas, que se pensava produzirem um odor marcador único, suscetível de ajudar a ovelha a identificar o(s) seu(s) próprio(s) borrego(s).

Capuco *et al.* (1997) relataram, em vacas Holstein, um aumento de duas vezes no DNA total do parênquima mamário do quinto para o sétimo dia pré-parto. Noventa e oito por cento das células epiteliais eram secretoras no sétimo dia pré-parto. O tecido conjuntivo ocupa os espaços, os alvéolos e os ductos. Diminuiu no vigésimo quinto dia do período seco e aumentou até um máximo no sétimo dia pré-parto.

Wilde *et al.* (1987) relataram em roedores e ruminantes que, estava bem estabelecido que a perda de células mamárias durante a involução ocorria através da morte celular programada (apoptose). Singh (2000) descobriu que os alvéolos na glândula mamária lactante eram altamente desenvolvidos. Ele afirmou que três vezes mais tecido secretor foi observado em búfalas lactantes em comparação com búfalas não lactantes. O estroma interlobular e intra-lobular era constituído principalmente por fibras de colagénio. O espaço inter-alveolar apresentava fibras de colagénio e capilares sanguíneos muito delicados. As fibras elásticas grosseiras e onduladas foram mais observadas nas búfalas não lactantes.

> Aughey e Frye (2001) referiram que as glândulas mamárias eram glândulas sudoríparas modificadas que segregavam leite. Cada glândula estava envolvida numa cápsula fibroelástica muscular, que se estendia para o interior da glândula e a dividia em lóbulos e lóbulos. Na glândula não lactante, os lóbulos consistiam num sistema de ductos rodeado por tecido conjuntivo frouxo e separado dos lóbulos adjacentes por tecido interlobular gordo. Durante a gravidez, o sistema de ductos expandiu-se e resultou na redução do tecido

conjuntivo a finos fios de tecido conjuntivo vascular à medida que o parto se aproximava e as partes terminais dos ductos expandiram-se para formar alvéolos secretores. Além disso, os alvéolos eram revestidos por epitélio cuboidal ou colunar baixo. As células mioepiteliais estavam presentes entre as células secretoras e a membrana basal.

Capuco *et al.* (2001) relataram que, houve uma diminuição gradual no número de células epiteliais mamárias dentro da glândula mamária, que foi responsável pelo declínio na produção de leite com o avanço da lactação na vaca.

Kausar *et al.* (2001) estudaram a histologia da glândula mamária de vacas de camelo com uma corcova e relataram que o canal da teta era revestido por epitélio escamoso estratificado queratinizado. A camada cutânea da teta era desprovida de folículos pilosos, exceto na base da teta. Os folículos estavam associados à glândula sebácea. O revestimento epitelial dos alvéolos variava de achatado a colunar e tinha forma ovoide e piriforme de acordo com o estado fisiológico e as células epiteliais atingiam a sua altura máxima durante a fase de lactação. As células epiteliais eram colunares. Os ductos secretores eram revestidos por epitélio cuboidal.

Trautmann e Fiebiger (2002) afirmaram que, em diferentes animais domésticos, o úbere era rodeado por uma cápsula fibro-elástica (fáscia mamária). A partir da cápsula, os septos de tecido conjuntivo resistente eram constituídos por fibras elásticas, fibras musculares lisas e tecido adiposo e entravam na glândula que separa os lóbulos e os lóbulos. A quantidade de tecido intersticial variava consoante a constituição, o estado e a idade do animal. Além disso, observou-se que a glândula mamária continha muitos vasos sanguíneos. Uma rede de capilares de malha estreita rodeava os alvéolos e os ductos. As veias não tinham válvulas e nem sempre corriam com as artérias. O sistema venoso era mais extenso do que o sistema arterial. Os grandes linfáticos formavam plexos no parênquima, tetas no subcutâneo, nervos vasomotores e sensoriais. As terminações nervosas nas células secretoras estavam presentes. Os bolbos terminais dos corpúsculos de Krause e Meissner encontravam-se no tecido conjuntivo intersticial. Os animais em estado avançado de gestação ou durante a lactação apresentam um grande número de alvéolos em forma de bolbo nas extremidades dos túbulos.

Além disso, afirmou que a glândula mamária dos animais domésticos era uma glândula tubulo-alveolar composta. A glândula era constituída por uma cápsula, uma estrutura intersticial com vasos e nervos, o parênquima e o ducto lactífero. No pico da lactação, os septos entre os alvéolos adjacentes eram finos e as paredes alveolares tocavam-se mutuamente. O revestimento epitelial dos alvéolos era do tipo colunar alto antes e durante a formação do leite. Além disso, relataram que a membrana basal dos alvéolos era indistinta nos animais domésticos. O revestimento epitelial dos alvéolos mostrou uma variação extrema com os estágios secretórios da glândula. Imediatamente antes e durante o início da formação do leite, as células eram colunares altas e prismáticas com a extremidade livre projetando-se no lúmen. As bordas das células eram geralmente indistintas e a posição do núcleo era bastante variável. Na porção distal das células granulares, havia gotículas de gordura brilhantes, algumas das quais se tornaram confluentes. Por fim, estas gotículas são lançadas no lúmen, geralmente com a porção distal das células. A separação pode ser retardada até que toda a célula seja preenchida por um único glóbulo de gordura grande, que desloca o núcleo basalmente ou para o lado. Após a extrusão da secreção, as células estavam muito mais baixas devido à perda da porção distal da célula e, por vezes, até do núcleo. O achatamento das células foi aumentado pela distensão do alvéolo com a secreção. Depois de os alvéolos terem sido esvaziados, as células tornam-se novamente mais altas devido à regeneração das porções secretoras. Muitas células secretoras morrem e os seus detritos são incluídos no conteúdo alveolar. Descreveram que o sistema de ductos lactíferos se formava com pequenos túbulos intralobulares. Os ductos maiores apresentavam muitas dilatações ampulares. Os ductos lactíferos não estavam distribuídos uniformemente pelo tecido mamário. Os maiores estavam situados logo abaixo da pele. Os ductos mais pequenos apresentam um epitélio secretor cuboidal simples e baixo, que se tornou colunar e, por fim, formaram-se ductos maiores com duas camadas. O epitélio reveste a lâmina própria de tecido colagénio intercalado com fibras elásticas, fibras musculares lisas e vasos sanguíneos. A musculatura da parede do ducto era maioritariamente longitudinal. O tecido secretor da glândula mamária não estava confinado aos ramos terminais dos ductos. Crescia também dos lados dos ductos até à base das tetas e estava firmemente ancorado à parede do ducto pelo tecido intersticial. Na cadela, vários grandes ductos lactíferos convergem em cada teta e dilatam-se para formar seios lactíferos, cada um dos quais é drenado para a superfície por um canal da teta. Na vaca, havia apenas um seio lactífero ou cisterna de leite em cada glândula (quarto). O seio recebia cerca de dez ductos lactíferos. Parte do seio estava situado no corpo da glândula e parte estava presente dentro da teta. A divisão entre o seio da glândula e o seio da teta era marcada por uma prega anular, muitas vezes incompleta ou ausente. Continha um círculo venoso e músculos lisos. A mucosa do seio lactífero era composta por epitélio colunar de duas camadas. Afirmaram que as concreções esferóides de caseína no lúmen alveolar encontradas em animais mais velhos eram designadas por corpos amiláceos, que eram concentricamente estratificados e variavam em tamanho. Os corpos de Nissen homogéneos ou granulosos, constituídos por pequenos linfócitos ou núcleos de células epiteliais, foram encontrados no material secretor alveolar durante a lactação.

Bragulla e Konig (2004) referiram que o tecido glandular da glândula mamária da vaca estava disposto em lóbulos constituídos por uma multiplicidade de alvéolos, que eram o local efetivo de produção e secreção do leite. Estes alvéolos eram revestidos por um epitélio cuboidal de camada única e estavam separados uns dos outros por septos intersticiais que transportavam nervos e vasos. Vários lóbulos estavam envolvidos por septos intersticiais espessos, formando um lóbulo. As células mioepiteliais estavam presentes fora das células epiteliais que revestem os alvéolos. Os ductos intralobulares estavam unidos para formar um grande ducto interlobular. Os ductos interlobulares formaram ductos lactíferos que, por fim, transportaram o leite.

Marion Boutinauda *et al.* (2004) afirmaram que, nos ruminantes, após o desenvolvimento do tecido acabado antes do parto, a aquisição do potencial de síntese do leite expressou-se no pico da lactação, o que se deveu em grande parte a um aumento da atividade celular. O crescimento mamário ocorreu no início da lactação em alguns ruminantes. Foi demonstrado na cabra e na vaca que o número de células mamárias, estimado pela quantidade total de ADN no úbere, aumenta sensivelmente entre os últimos dias de gestação e os primeiros dias de lactação, o que não foi observado na ovelha. O aumento dos níveis de ADN continua durante as primeiras semanas de lactação. A aquisição do potencial de produção de leite no úbere no início da lactação é caracterizada por um aumento muito marcado dos níveis de ARN total no úbere. Isto ocorre principalmente durante os primeiros dias de lactação e pode continuar durante as primeiras semanas.

Reece (2005) relatou que os alvéolos eram geralmente reconhecidos com base nas unidades funcionais da glândula mamária lactante em animais domésticos. Eram revestidos por uma única camada de epitélio. O leite era formado nas células epiteliais do alvéolo quando o alvéolo estava cheio de leite, o tamanho era de aproximadamente 100 a 300 μm de diâmetro. O tamanho do alvéolo era afetado por muitos factores, particularmente a quantidade de leite no lúmen. Ele relatou que os alvéolos estavam agrupados em unidades conhecidas como lóbulos, cada um dos quais estava rodeado por um septo de tecido conjuntivo distinto. O volume do lóbulo no bovino era inferior a 1 mm3 , os lóbulos agrupavam-se em unidades maiores chamadas lóbulos, que eram rodeados por septos de tecido conjuntivo mais extensos.

Samuelson (2006) afirmou que, nos animais domésticos, o corpo da glândula estava envolto numa cápsula fibro-elástica de tecido conjuntivo e a porção secretora era mantida unida por um estroma de tecido conjuntivo frouxo. Observou que os alvéolos e os túbulos secretores associados constituíam a unidade secretora da glândula mamária, que consistia em células epiteliais cuboidais que variavam em altura consoante o seu estado de atividade. As células secretoras libertam lípidos de forma apócrina, de modo que uma parte da membrana celular e do citoplasma adjacente é depositada juntamente com as gotículas de lípidos. As substâncias proteicas e os hidratos de carbono foram exocitados de forma merócrina.

Panchal e Vyas (2006), no seu estudo sobre a anatomia do úbere da búfala indiana, verificaram que os ductos lactíferos eram revestidos por epitélio de dupla camada, constituído por células colunares altas superiores e células cuboidais basais na glândula mamária da búfala.

Frandson *et al.* (2009) descreveram que a glândula mamária da vaca era constituída por um interstício de tecido conjuntivo fibroso branco e tecido conjuntivo elástico amarelo. Os vasos sanguíneos, os vasos linfáticos e os nervos ramificam-se ao longo do interstício em direção às estruturas epiteliais.

Mahdi (2009) estudou a estrutura anatómica e histológica da glândula mamária em pequenos ruminantes e referiu que o sistema de ductos começava nos alvéolos através de pequenos ductos intra-lobulares. Os ductos alveolares eram revestidos por células cuboidais simples e as células mioepiteliais repousavam sobre a membrana basal. O ducto intralobular era drenado pelo ducto interlobular, que era rodeado por tecido conjuntivo e revestido por duas camadas de células cuboidais. Vários ductos interlobulares desembocam em grandes ductos designados por ductos lactíferos (ducto coletor) ou ducto excretor do lóbulo, que se abrem no seio lactífero. O ducto coletor era revestido por duas camadas de células cuboidais. O seio lactífero é uma bolsa larga com uma linha de saída irregular que recebe o leite dos ductos lactíferos. É revestido por duas camadas de células cuboidais e pela lâmina própria, rica em fibras elásticas e rodeada por fibras musculares lisas circulares. Os alvéolos estão rodeados por uma fina camada de tecido conjuntivo fibroso. O parênquima da glândula mamária é constituído por alvéolos, rede de ductos e feixes de tecido conjuntivo. O tamanho desigual dos alvéolos era a unidade secretária básica, que tinha a forma de saco ou vesícula. Eram constituídos por células epiteliais achatadas ou cuboidais com núcleo redondo. As células mioepiteliais estavam presentes entre a membrana basal e o epitélio que reveste o alvéolo.

Jackuliakova e Tancin (2011) relataram que o leite era produzido nas células secretoras do parênquima do úbere continuamente em ovelhas leiteiras. Parte do leite é armazenada no lúmen alveolar secretor e nos ductos intra-alveolares, designados por compartimento alveolar. A fração alveolar sai do úbere quando ocorre a ejeção do leite durante a ordenha. A estimulação tátil da teta provoca a libertação de oxitocina da neuro-pituitária. A segunda parte do leite representa a fração cisternal, que foi transferida dos alvéolos para a cisterna do leite e pode ser imediatamente removida sem que ocorra a ejeção do leite. A contração do esfíncter da teta foi importante para a extração mecânica do leite da cisterna.

Michael G. *et al.* (1990b) afirmaram que, nos ruminantes em lactação, a produção de leite depende do número de células alveolares secretoras de leite activas na glândula mamária e das células correspondentes que foram completamente diferenciadas. A mastite pode afetar a diferenciação das células secretoras e a estrutura alveolar ao longo do ciclo de lactação, o que tem um impacto da doença no desenvolvimento mamário. As células epiteliais alveolares necessitam de elementos estruturais e bioquímicos para permitir a secreção abundante de leite após o parto.

Resat *et al.* (2011) relataram que a região da roseta de Furstenberg consistia em estruturas linfóides e não linfóides na vaca. Folículos linfóides solitários e agregados foram observados em áreas linfóides. As vénulas endoteliais altas (HEV) eram uma caraterística dos tecidos linfo-epiteliais, observadas nos tecidos conjuntivos que rodeavam os folículos linfóides. A roseta de Furstenberg era um tecido linfoide associado (FALT) na extremidade da teta que gerava a resposta imunitária específica contra antigénios. O FALT pode desempenhar um papel na imunidade da mucosa no final da teta.

Jan Olechnowicz (2012) estudou o curso da ordenha mecânica em pequenos ruminantes e afirmou que o leite no úbere das vacas é normalmente armazenado no compartimento alveolar (cerca de 80%) e apenas até 20% é armazenado na cisterna. Em contrapartida, nos pequenos ruminantes, a fração cisternal é superior a 50%. Em ovelhas e cabras leiteiras, após um intervalo normal de 12 horas de ordenha, o leite da cisterna representa entre 50 e 80% respetivamente. As cisternas maiores desempenham um papel importante na coleta e armazenamento do leite e têm uma influência significativa na ejeção do leite durante a ordenha. A fração do leite da cisterna está disponível para a ordenha mecânica ou para a sucção. A estimulação dos tetos e das glândulas mamárias, seja pela sucção do filhote ou pela ordenha mecânica, é seguida pela transmissão de impulsos nervosos para a pituitária anterior, que secreta ocitocina, que é transportada para a glândula mamária e suas células mioepiteliais, circundadas por alvéolos e pequenos ductos intra-lobulares. A contração provoca um achatamento do lúmen alveolar e resulta na transferência de leite através dos ductos para a cisterna e para a teta para a remoção do leite. Ao contrário do que acontece com as vacas, o tempo de libertação de oxitocina durante a ordenha nas cabras não influenciou significativamente o fluxo de leite e o aumento da pressão do leite nas cisternas, induzindo provavelmente a ejeção do leite. Assim, é possível identificar as cabras com elevada produção de leite e elevado fluxo de leite. A libertação de oxitocina é muito diversificada nas cabras e a curva do fluxo de leite durante a ordenha tem frequentemente dois ou três picos.

Paramasivan *et al.* (2014) afirmaram que os alvéolos glandulares se tornaram maiores, com o epitélio frequentemente dobrado e a altura das células a aumentar nos grupos etários de gestação. No entanto, nas glândulas mamárias de ovelhas em lactação, eles eram hipertróficos e tensos, com muita secreção. Os alvéolos das glândulas mamárias secas apresentavam degenerescência alveolar, restos alveolares e pequenos ductos, nos quais se observavam uma ou duas camadas de células epiteliais cuboidais bem compactadas com núcleos profundamente corados. Os alvéolos das glândulas mamárias de ovelhas gestantes e lactantes mostraram afinidade com os reagentes vermelho de óleo "O" e de Schiff e reação positiva para o cálcio. A atividade da fosfatase alcalina foi observada ao longo das regiões basal e luminal das células que revestem os alvéolos.

Susanta *et al.* (2013) observaram que o número de lóbulos era maior nas vacas mestiças do que nas vacas desi. A forma dos alvéolos era redonda a oval em vacas desi e pentagonal ou hexagonal em vacas mestiças. A espessura da barreira interalveolar entre os alvéolos adjacentes era de cerca de 12 µm em vacas desi, em comparação com vacas mestiças de 6 µm.

Jane (2014) estudou a hierarquia do epitélio mamário e a tumorigénese da mama em humanos e relatou que o epitélio da glândula mamária existia num estado altamente dinâmico, sofrendo alterações morfogenéticas dramáticas durante a puberdade, a gravidez, a lactação e a regressão. A caraterização destes subtipos epiteliais normais foi um passo importante para compreender o fator predisponente para a oncogénese.

Paramasivan e Geetha (2014) registaram a observação

histológica da cápsula e do estroma de tecido conjuntivo da glândula mamária da ovelha vermelha de Madras e afirmaram que a glândula mamária estava coberta de fora para dentro pela pele e pela cápsula fibro-elástica. Os septos de tecido conjuntivo ramificavam-se a partir da cápsula e penetravam mais profundamente no tecido adiposo, o que era evidente nas glândulas mamárias de animais pré-púberes e púberes. A concentração das fibras elásticas e reticulares aumentou nas glândulas mamárias prenhes e lactantes. O tecido adiposo era abundante e rodeava os pequenos grupos de ductos nas glândulas mamárias pré-púberes e púberes. Nas ovelhas gestantes e lactantes, o tecido conjuntivo diminuiu e o tecido lóbulo-alveolar estava predominantemente aumentado. A proporção relativa do tecido interlobular aumentou no período puberal, mas diminuiu durante a gestação e a lactação das glândulas mamárias, devido ao aumento do tamanho dos alvéolos glandulares. A diminuição do tecido conjuntivo interlobular deveu-se ao crescimento dos elementos parenquimatosos nestes grupos etários de animais. Nos animais secos não lactantes, a glândula mamária apresentou um aumento da quantidade de elementos do tecido conjuntivo e dos corpos amiláceos devido ao efeito de regressão.

Naik (2015) estudou a histoquímica da glândula mamária de vacas da raça Malnad Gidda. Os alvéolos eram revestidos por epitélio cuboidal simples com vacuolação supranuclear, indicando acumulações lipídicas supranucleares, que foram confirmadas histoquimicamente pela coloração com vermelho de óleo "O". A forma dos alvéolos variava de redonda a oval, com aspeto irregularmente hexagonal ou pentagonal. O bordo apical do epitélio alveolar, a membrana basal dos alvéolos, os materiais secretórios citoplasmáticos e a membrana basal subendotelial eram positivos para mucopolissacáridos, ao passo que os limites celulares eram ligeiramente positivos para mucopolissacáridos. O epitélio de revestimento alveolar mostrou a presença de gordura no citoplasma e em bolhas de secreção. A membrana basal apresentou uma reação positiva para mucopolissacáridos sulfatados, enquanto o epitélio de revestimento e o núcleo do tecido conjuntivo foram negativos. Registou que as partes apicais dos alvéolos eram positivas para mucopolissacáridos ácidos. As substâncias secretoras mostraram uma reação positiva fraca para mucopolissacáridos sulfatados, enquanto que mostraram uma reação positiva forte para muco-polissacáridos ácidos. A presença de colesterol era evidente no epitélio de revestimento e no material secretor dos alvéolos da glândula. O epitélio alveolar apresentou uma reação positiva para fosfolípidos. O epitélio alveolar, a membrana celular, a membrana basal e o núcleo apresentaram uma reação altamente positiva para as proteínas, enquanto os componentes celulares ou a secreção celular e os septos do tecido conjuntivo apresentaram uma reação positiva ligeira para as proteínas. Observou nas células epiteliais de revestimento grânulos intra-citoplasmáticos e acumulados no lúmen. Foi observado cálcio uniformemente distribuído na secreção alveolar, nos septos interalveolares, bem como no interior das células.

Paramasivan *et al.* (2012) estudaram a histologia da ovelha vermelha de Madras em lactação em diferentes faixas etárias. O autor referiu que a estrutura dos alvéolos era geralmente a mesma que a observada nas glândulas mamárias prenhes, exceto que o lúmen alveolar era consideravelmente mais largo. Além disso, os alvéolos eram, na sua maioria, redondos nos animais prenhes, ao passo que eram redondos, ovais ou elípticos, preenchidos principalmente por secreções acidófilas nos animais em lactação. O aumento da população celular de acidófilos pode estar bem correlacionado com o aumento da necessidade de hormona do crescimento e de hormona prolactina para o desenvolvimento do epitélio glandular mamário durante a gravidez e para a síntese de leite durante a lactação. Por conseguinte, pode concluir-se que o eixo hipofisário-mamário é nitidamente funcional, tal como evidenciado pelos parâmetros histomorfológicos da hipófise cerebral e da glândula mamária em ovelhas Madras Red durante os diferentes grupos etários investigados.

2.3.1 Células mioepiteliais

Swanson e Turner (1941) estudaram a glândula mamária da vaca e relataram que as células contrácteis se assemelhavam a células musculares lisas e estavam localizadas por baixo do epitélio secretor dos alvéolos e na parede do sistema de ductos. Estas células contrácteis estavam espaçadas em intervalos abaixo das células epiteliais. Não formavam uma faixa contínua à volta dos alvéolos individuais e ajudavam na expulsão do leite do lúmen alveolar para o sistema de ductos. Estes ductos eram revestidos por um epitélio secretor simples. O epitélio era do tipo colunar de duas camadas nos grandes ductos. A lâmina própria dos ductos continha fibras de colagénio, fibras elásticas, células musculares lisas e vasos sanguíneos.

Silver (1954) demonstrou células mioepiteliais sob a membrana basal de alvéolos e ductos na glândula mamária lactante de coelho, ovelha e rato. As células mioepiteliais tinham forma estrelada nos alvéolos, mas eram fusiformes nos ductos e estavam presentes fora das duas camadas do epitélio.

Taurig (1967) relatou células mioepiteliais no terceiro dia de lactação em ratos. A forma das células mioepiteliais era oval e perpendicular às células secretoras e os núcleos das células mioepiteliais eram mais escuros e mais pequenos do que os núcleos secretores.

Breazile (1971), no seu estudo efectuado no úbere de animais domésticos, opinou que as células mioepiteliais estavam presentes nas células epiteliais circundantes dos alvéolos e da membrana basal. As células mioepiteliais apresentavam uma contratilidade semelhante à do músculo liso. Os processos das células mioepiteliais estavam cobertos pela superfície alveolar e estes processos continham filamentos contrácteis que se assemelhavam aos miofilamentos do músculo.

Vyas (1972) demonstrou a existência de células mioepiteliais à volta de ductos na glândula mamária de uma égua. As células mioepiteliais estavam presentes entre a membrana basal e as células epiteliais, cuja forma era fusiforme com núcleos alongados.

Linzell (1995) estudou a evidência da contratilidade das células mioepiteliais alveolares e o estímulo responsável pela contração alveolar da glândula mamária em ratos lactantes, ratazanas, coelhos e porquinhos-da-índia e cada um assemelhava-se a um cacho de uvas irregulares. Observou que, na fase de involução, os alvéolos vazios com ductos estavam presentes e as células mioepiteliais bem desenvolvidas eram arredondadas para cobrir cada alvéolo. Além disso, as células mioepiteliais estavam dispostas longitudinalmente em torno dos ductos. Concluiu que os alvéolos se contraíam em resposta a estímulos eléctricos, a fármacos para-simpaticomiméticos e à hormona da hipófise posterior.

Trautmann e Fiebiger (2002) descreveram que, nas domésticas, os alvéolos estão rodeados por células mioepiteliais ramificadas e estreladas e que a sua contração ajuda ao esvaziamento dos alvéolos.

McManaman e Neville (2003) relataram, em ratos transgénicos, que a glândula mamária lactante era composta por uma rede ramificada de ductos epiteliais que terminavam num conjunto túbulo-alveolar, que era o local de secreção do leite. Cada alvéolo era revestido por uma única camada de células epiteliais secretoras, células mioepiteliais e um estroma de tecido conjuntivo vascularizado.

rodeado pelos alvéolos.

Panchal e Vyas (2005) observaram que, nos búfalos, a unidade secretora era constituída por um alvéolo e um ducto, revestidos por epitélio cuboidal simples. Verificou-se que vários grupos de unidades secretoras formavam lóbulos, separados por septos de tecido conjuntivo, e que cada lóbulo continha 150-200 alvéolos. O epitélio estava rodeado por células mioepiteliais contrácteis. Fora das células mioepiteliais, o alvéolo estava rodeado por uma membrana basal de tecido conjuntivo. Os ductos inter-lobares eram os ductos primários que drenavam muitos lóbulos. Estes ductos eram revestidos por duas camadas de células não secretoras e muitas células mioepiteliais. Os ductos interlobulares (ductos secundários) drenavam vários lóbulos. Estes ductos eram revestidos por uma camada de células secretoras e rodeados por células mioepiteliais. Os ductos interlobulares eram pequenos ductos dentro dos lóbulos.

Reece (2005) descreveu que os alvéolos estavam rodeados por células mioepiteliais contrácteis que estavam envolvidas na ejeção do leite (ou descida do leite) nos animais domésticos. As células mioepiteliais também estavam localizadas ao longo dos ductos. Aparentemente, estas células estavam amplamente distribuídas entre os mamíferos e foram identificadas no gato, no cão, na cabra, no porco, no coelho, no rato, na ovelha e no homem.

Reece (2009) relatou que, em animais domésticos, as células mioepiteliais eram células contrácteis que rodeavam os alvéolos e os ductos. Devido à sua localização e aparência, foram designadas por células em cesto. Quando contraídas, elas comprimem os alvéolos e os ductos e, portanto, fazem com que o leite seja direcionado para o seio lactífero. Contraem-se quando a hormona oxitocina circula, o que provoca a descida do leite.

2.4 Tetina

Nickel *et al.* (1981) referiram que a cavidade imediatamente a seguir ao canal da teta é conhecida como cisterna da teta. Na vaca e na corça era grande e alongada enquanto que na ovelha era muito mais pequena. Ela armazena o leite que é drenado da glândula. Ela continua no parênquima glandular do úbere como a cisterna da glândula. Na égua, cada complexo mamário tem duas cavidades, enquanto na porca havia duas ou três. Nas tetas dessas espécies, havia 2 ou 3 seios e o mesmo número de canais e orifícios das tetas. Nos carnívoros, havia 5 a 7 (gata) ou 8 a 12 (cadela) orifícios em cada teta e igual número de canais e seios da teta. Cada um deles era um seio muito estreito que recebia o leite dos seus ductos de leite aferentes. Não havia comunicação com outros sistemas de cavidades do mesmo complexo mamário. Na mama humana, um número ainda maior (15 a 22) de sistemas de cavidades estava presente na glândula mamária. Afirmaram que, nos bovinos, cada teta tem apenas uma teta ou um canal de raia. Consistia numa membrana mucosa branca, disposta em dobras longitudinais delicadas e revestida por epitélio escamoso estratificado queratinizado. O canal da teta era capaz de se fechar para evitar a entrada de poluentes do ambiente exterior. Esta disposição é constituída por um sistema de fibras circulares, que são musculares na cadela, na vaca e na corça e elásticas nos outros mamíferos domésticos. Estas, juntamente com a disposição cónica das aberturas das tetas, provocam um fluxo de leite durante a ordenha.

Smallwood (1993) relatou que na corça, o seio da teta era contínuo dorsalmente com uma cavidade irregular na parte inferior da glândula. O seio da teta era grande e o canal da teta tinha menos de 1 cm. As cisternas da teta e da glândula dos ovinos eram muito mais pequenas do que as da corça. Referiu ainda que, na ovelha e na égua, não existiam fibras musculares lisas no esfíncter do canal da teta, que era fechado por uma densa rede de fibras elásticas.

Dyce *et al.* (2002) referiram que a parede das tetas dos ruminantes era constituída por três estratos, embora por vezes fosse efectuada uma subdivisão da camada intermédia.

A camada exterior é constituída por uma pele seca, nua e extremamente sensível, que não possui as glândulas habituais. A camada intermédia é constituída por tecido conjuntivo misturado com grandes vasos sanguíneos e uma certa quantidade de músculo liso. A terceira camada era constituída pela mucosa, que era amarelada, exceto no ducto papilar. Na parte superior da tetina, formava frequentemente pregas permanentes que se estendiam em todas as direcções, produzindo uma superfície esburacada. As dobras raramente eram proeminentes na parte inferior, quando presentes corriam mais ou menos na vertical. Observaram também que o revestimento branco da passagem da cisterna da teta era marcado por muitas cristas longitudinais finas, que seguiam proximalmente e irradiavam para a abertura interna formando a Roseta de Furstenberg.

Trautmann e Fiebiger (2002) observaram que, na vaca, na cabra e na cadela, o estrato circular condensa-se no início do ducto papilar, formando as papilas do esfíncter. As outras espécies têm uma rede anular densa de tecido elástico à volta do canal da teta. A teta é constituída pela mucosa interna do seio e do canal da teta, pela camada média fibro-muscular e vascular e pela pele externa, que contém muito tecido elástico. A camada média estava ausente nos carnívoros. O epitélio colunar do seio da teta passa gradualmente na égua, na cadela e na porca e abruptamente nos ruminantes e no gato, que era epitélio escamoso no canal da teta ou no ducto papilar. O epitélio do canal da teta assenta num corpo papilar. A camada própria contém uma extensa rede de fibras elásticas e a camada média é rica em vasos sanguíneos longitudinais, especialmente veias de paredes espessas. As fibras musculares lisas do estroma do tecido conjuntivo formam uma camada interna longitudinal fina, uma camada média circular e uma camada externa de feixes longitudinais, radiais e oblíquos. O grau de desenvolvimento das camadas musculares individuais varia consoante a espécie. A camada longitudinal interna estava ausente na cadela. Na vaca, na cabra e na cadela, a camada circular condensava-se no início do ducto papilar, formando as papilas esfincterianas. As outras espécies tinham uma densa rede anular de tecido elástico à volta do canal da teta. A pele da teta era desprovida de pêlos e não glandular na vaca e na porca, enquanto a égua, a gata e a cadela apresentavam pêlos finos ou microscópicos e glândulas sebáceas abundantes na teta. Na égua, as glândulas eram grandes à volta dos orifícios. A pele das tetas estava fortemente aderente aos tecidos subjacentes e representava um componente significativo da parede da teta. A membrana mucosa das cisternas das tetas era amarela e, quando vazia, apresentava um padrão delicado de pregas e dobras em forma de rede. Eram revestidas por epitélio colunar de duas camadas. A mucosa da parede da teta era constituída por tecido conjuntivo colagénio e elástico e por numerosos feixes de fibras musculares lisas que se concentravam nas papilas musculares do esfíncter na abertura da teta. A prótria contém igualmente numerosas veias de paredes espessas que formam um corpo erétil de malha longa, caraterística da vaca. Consiste num tecido conjuntivo muscular e vascular rodeado externamente por uma cutis, desprovida de pêlos e glândulas, mas ricamente provida de nervos sensoriais. Não existe uma verdadeira subcútis. As fibras musculares mais grosseiras formavam um sistema espiralado, interligado e em forma de rede. Os tractos musculares mais finos terminavam frequentemente nas fibras elásticas. A parte dorsal continha unidades de tecido glandular lactífero amarelo, do tamanho de uma semente de milho ou de cânhamo. Na transição entre a teta e a parte glandular da cisterna, havia uma constrição distinta. Esta era constituída por tecido conjuntivo firme e veias dispostas circularmente (anel venoso de Furstenberg). Este anel venoso e as fibras musculares elásticas ao redor do canal da teta impediam a saída do leite, exceto durante a sucção ou ordenha.

Reece (2005) referiu que a teta bovina tinha uma pequena cisterna que terminava na sua extremidade distal no canal da raia, que era a abertura para o exterior da teta, e que irradiava para baixo a partir da sua abertura interna para o canal da raia, designado por roseta de Furstenberg. Era composta por sete ou oito pregas soltas de epitélio de dupla camada e tecido conjuntivo subjacente. Cada prega tinha um número de pregas secundárias. Ele relatou que o epitélio escamoso estratificado revestia a pele do canal da teta. O canal da teta tinha uma abertura em forma de cilindro, dobrada longitudinalmente, coberta com aproximadamente o mesmo tipo de epitélio que a pele normal e rodeada por um sistema músculo-elástico integrado em forma de rede que facilitava a sua abertura e fecho. Durante a lactação, a renovação contínua do revestimento externo do canal da teta transportava continuamente para fora da teta material potencialmente contaminado por bactérias. O canal da teta era um fator chave na defesa do úbere contra a mastite. A maior parte da maquinaria de síntese de proteínas epidérmicas era dedicada à produção de queratina. O papel primordial das queratinas nas células epidérmicas proporcionava às células propriedades subtilmente diferentes de resistência e plasticidade para equipar as células epiteliais para o stress físico de cada local específico do corpo. Em seguida, houve uma mudança gradual no revestimento epitelial dos ductos para a camada única de epitélio que era a caraterística dos alvéolos.

Frandson *et al.* (2009) referiram que a cisterna da teta era contínua com o exterior da teta através de uma abertura estreita na extremidade da teta. O ducto papilar (vulgarmente designado por canal da raia ou canal da teta) abria-se no ostium papillae. O canal da raia do bovino tinha cerca de 8,5 mm de comprimento e o seu lúmen era normalmente fechado por pregas epiteliais que se projectavam para o interior a partir da parede do canal da raia, deixando apenas uma abertura potencial em forma de estrela.

Mahdi (2009) observou a estrutura da teta tanto na glândula mamária lactante como na não lactante de pequenos ruminantes. A parede da teta era constituída por três camadas. Referiu ainda que o úbere da ovelha e da cabra é composto por duas glândulas (duas metades), cada uma delas com a sua própria teta. O canal da teta única possui um orifício de teta única. Em geral, o úbere e a teta da cabra eram maiores do que os da ovelha. A teta da cabra tinha uma forma cónica, era larga na base e sobressaía do úbere como um funil. Estava orientada latero-ventralmente e não se observava qualquer ponto específico de ligação com o úbere, ao passo que na ovelha a teta era cilíndrica e curta, orientada carnio-ventralmente. A teta supranumerária era comum tanto na ovelha como na cabra. A teta abria-se para a glândula normal, pelo que foi designada por teta verdadeira; as outras não se abriam para a glândula, sendo designadas por pseudo-teta. O exame macroscópico da membrana mucosa do canal da teta mostrava numerosas pregas longitudinais no canal da teta da cabra, que não existiam na ovelha e tinham um aspeto liso.

Reece (2009) relatou, em animais domésticos, que a mucosa do canal do teto era marcada por cristas verticais que se irradiavam para cima a partir da abertura interna, formando a roseta de Furstenberg, que aparece como dobras de mucosa. O peso do leite no seio lactífero exercia uma pressão para baixo sobre as pregas, cobrindo assim a abertura interna do canal da teta e ajudando a reter o leite no úbere. A pressão externa e o puxão para baixo na teta durante a ordenha fazem com que as pregas sobrepostas sejam retiradas para que o leite possa sair pelo orifício da teta. As células epiteliais estavam associadas com a roseta de Furstenberg que se acreditava secretar um agente bacteriostático. A parede da cisterna da teta vazia era caracterizada por numerosas dobras longitudinais e circulares. Quando a teta estava cheia de leite, estas pregas eram obliteradas. A presença das pregas permitia a expansão da parede da teta sem tensão. O plexo venoso da parede da teta constituía uma forma de tecido erétil e ficava congestionado quando a teta era estimulada.

Paramasivan *et al.* (2012) observaram que o epitélio estratificado escamoso queratinizante reveste o canal da raia de ovinos. O estroma subepitelial do canal da raia era composto por fibras de colagénio com poucas fibras elásticas e reticulares. As fibras reticulares formavam principalmente a membrana basal do epitélio e apareciam como epitélio escamoso estratificado cornificado perto da ponta das tetas. O epitélio estava rodeado por um esfíncter constituído por feixes espessos de músculo liso nas ovelhas gestantes e lactantes. Observaram que a parede da teta das ovelhas era constituída por epiderme, derme, tecido subcutâneo e membrana mucosa. O estrato córneo era indistinto nas ovelhas em lactação. Os folículos pilosos, as glândulas sebáceas e as glândulas sudoríparas estavam rodeados por células mioepiteliais, que eram as principais caraterísticas da derme. As glândulas lactíferas acessórias estavam bem desenvolvidas nas tetas em lactação. As glândulas e ductos lactíferos também foram observados na túnica própria da cisterna da teta e do canal da raia durante os períodos de gestação e lactação em ovelhas. Estas glândulas tubuloalveolares compostas acessórias assemelhavam-se ao tecido mamário e estavam bem desenvolvidas apenas na glândula lactante. A área da roseta de Furstenberg situa-se acima do canal da raia e é revestida por epitélio cuboidal com duas camadas de células. O estroma subepitelial da roseta estava dividido em pregas primárias e secundárias que se projectavam para o lúmen. Observou-se um aumento notável de células plasmáticas no epitélio e no tecido conjuntivo subepitelial da roseta.

Susanta *et al.* (2013) referiram que nas vacas desi o epitélio do canal da teta era mais espesso do que o epitélio da pele da teta e que a quantidade de queratina, o número de projecções na roseta e a espessura do epitélio eram maiores.

S. Senthilkumar *et al.* (2020) descreveram a histomorfometria da teta de ovelhas Madras Red em lactação e não-lactantes e de cabras Boer locais. A parede da teta era constituída por pele, camada fibromusculovascular e mucosa da teta. A epiderme era constituída por epitélio estratificado escamoso queratinizado. A derme é composta por folículos pilosos, terminações nervosas, glândulas sudoríparas e glândulas sebáceas. A cisterna da teta e a roseta de Furstenberg eram revestidas por um epitélio cuboidal de duas camadas. No canal da teta, o epitélio transformou-se no tipo estratificado escamoso queratinizado.

2.5 Micrometria

Weber *et al.* (1977) estudaram a estrutura microscópica da glândula mamária de vacas Holstein Friesian parturientes e com dez meses de lactação. Identificaram e caracterizaram os lóbulos mamários e verificaram que os lóbulos estavam rodeados por tecidos intersticiais, apresentavam variações nas formas mas, em geral, eram alongados e acentuadamente achatados. O diâmetro médio dos lóbulos foi registado como 0,8 mm e 0,7 mm em vacas parturientes e em vacas com dez meses de lactação, respetivamente. A forma dos alvéolos era esférica e um pouco achatada. O diâmetro médio dos alvéolos foi de aproximadamente 130,00 e 175,00 µm em vacas parturientes e com dez meses de lactação, respetivamente. Os alvéolos eram revestidos por epitélio escamoso simples a cuboidal baixo. A distância internuclear variou de 11,50 a 21,40 µm. O diâmetro dos ductos intralobulares foi de 35 a 42 µm e de 5 a 90 µm em vacas parturientes e em vacas com dez meses de lactação, respetivamente. A altura epitelial foi de 9,6 µm na vaca parturiente e de 14,5 µm na vaca com dez meses de lactação.

Munford (1964) afirmou que o número de células por alvéolo aumentava à medida que o ciclo prosseguia desde a gravidez na cabra, na cobaia, no rato, na ratazana e na vaca. Afirmou que o tamanho dos alvéolos, bem como a sua densidade, eram inversamente afectados pelo início de uma lactação abundante em todas as espécies.

Jacobson (2000) relatou que os lóbulos estavam repletos de alvéolos em vacas em lactação. O diâmetro dos alvéolos era de 200 µm. Concluiu que a hormona de crescimento (STH) era a principal hormona galactopoiética.

Kausar *et al.* (2001) registaram que o comprimento e a largura do ducto lactífero eram de 25,6 e 2,66 µm, respetivamente, em camelos imaturos. O número de rosetas de Furstenberg variou de 11,6 a 13,6 µm. O número e o tamanho dos alvéolos diminuíram da mesma forma que o parênquima foi reduzido e substituído por tecido conjuntivo frouxo durante a fase não lactante. O comprimento luminal do canal da raia na fase lactante e não lactante foi de 163,33 e 150,00 µm, respetivamente, e a largura luminal foi de 99,0 e 78,83 µm. O comprimento do ducto lactífero na glândula mamária lactante foi de 38,8 µm e na não lactante de 27,5 µm. A largura do ducto lactífero em lactantes e não lactantes foi de 38,83 µm.

Svatoslav Hluchy *et al.* (2011) estudaram a glândula mamária de porcas durante a fase de lactação. A largura e o comprimento foram de 615,28 ± 165,09 e 1827,78 ± 621,43 µm, respetivamente. O parênquima glandular representava 64,84 ± 12,87%, dos quais as células epiteliais secretoras dos alvéolos e do lúmen representavam

19,11 ± 4,58% e 45,73 ± 13,01%, respetivamente. O estroma do tecido conjuntivo era de 33,68 ± 10,45%, dos quais as fibras de colagénio e o tecido conjuntivo frouxo eram de 8,31 ± 9,88% e 25,37 ± 9,61%, respetivamente. O tecido adiposo formado neste período foi de apenas 1,48 ± 4,50%. O tamanho médio dos alvéolos foi de 131,06 ± 36,07 μm, na faixa de 77,69 μm a 192,25 μm. A espessura dos ductos interlobulares foi de 335,00 ± 78,69 μm. A frequência média dos alvéolos foi de 226933,08 ± 161136,27 por cm3 de tecido nas glândulas mamárias. O tamanho dos alvéolos pequenos, intermédios e grandes era de 100, 120 e mais de 120 μm, respetivamente. A percentagem dos diferentes tipos de alvéolos representava 26,25% de alvéolos pequenos, 28,75% de alvéolos intermédios e 45% de alvéolos grandes. O tamanho alveolar foi afetado pela presença ou ausência de secreção intraluminal. O volume relativo do epitélio foi de 39,53 ± 5,88% e o luminal de 60,47 ± 5,88% nos alvéolos pequenos, enquanto a altura média das células epiteliais foi de 17,56 ± 4,30 um (v = 24,49%). O tamanho relativo do epitélio foi de 34,94 ± 5,12 % e o luminal de 65,06 ± 5,12 % do seu volume total nos alvéolos intermédios, enquanto a altura das células epiteliais foi de 14,89 ± 3,10 μm (v = 20,82%). O tamanho relativo do epitélio foi de 26,21 ± 6,62% e o luminal de 73,79 ± 6,62% nos alvéolos grandes, enquanto a altura das células epiteliais alveolares é a mais baixa, foi de 9,18 ± 2,30 μm (v = 25,05%). A altura média das células epiteliais secretoras foi de 13,88 ± 3,50 μm.

Aridany Suarez-Trujillo (2012) registou que os valores médios de vários parâmetros para as cabras Majorera, Tinerfen e Palmera eram significativamente diferentes (pb0,05). Afirmaram que a cabra Majorera era a cabra leiteira com a percentagem mais elevada de tecido secretor

(47,63%). A cabra Tinerfen apresentou o valor médio mais elevado, enquanto o valor médio da cabra Palmera se situou numa posição intermédia. As várias medições do tecido secretor (%) nas cabras das raças Majorera, Tinerfen e Palmera foram, respetivamente, 47,63 ± 95,86, 43,94 ± 96,69 e 45,40 ± 96,15. O tecido conjuntivo (%) foi de 49,95 ± 5,80, 54,23 ± 96,02 e 51,48 ± 95,82, o número de alvéolos foi de 264,50 ± 955, 211,70 ± 939,36 e 278,13 ± 955,16, respetivamente. A área dos alvéolos (μm^2) foi de 17,13 ± 94,73, 19,81 ± 6,39 e 15,11 ± 93,58. Concluíram que a área dos alvéolos e o número de alvéolos estavam correlacionados negativa e positivamente, respetivamente, com os parâmetros de comprimento (CF e TF) e que úberes menos descendentes têm alvéolos mais pequenos e um maior número de alvéolos na mesma área.

Parmasivan *et al.* (2012) estudaram a glândula mamária de ovelhas e relataram que, em ovelhas lactantes, o tamanho dos alvéolos era de 39,88 ± 1,39 µm e, em ovelhas lactantes, era de 106,05 ± 14,70 µm, enquanto diminuía significativamente para 32,45 ± 1,64 µm na glândula mamária de ovelhas secas. O aumento do tamanho dos alvéolos na glândula mamária lactante pode estar correlacionado com a sua secreção ativa, que preenche o lúmen e provoca a distensão dos alvéolos, em comparação com outros grupos etários de animais. Ele ainda afirmou que a altura epitelial dos alvéolos era de 13,28 ± 0,51 µm na gestante e 12,32 ± 0,55 µm na seca, o que reduziu significativamente para 7,89 ± 0,50 µm durante o período de lactação. Ele relatou que o tamanho nuclear dos alvéolos da glândula mamária era mais baixo nas glândulas mamárias lactantes, 4,94 ± 0,16 µm, enquanto nas púberes aumentava significativamente (6,48 ± 0,21 µm). Ele afirmou que a menor altura das células epiteliais nas glândulas mamárias lactantes era devida à maior atividade sintética das células epiteliais alveolares. A distância inter-nuclear nos ductos ramificados da glândula mamária em ovelhas pré-púberes e púberes foi de 1,57 ± 0,10 μm e 1,01 ± 0,07 μm, respetivamente. Os valores aumentaram na glândula mamária de ovelhas prenhes para 5,11 ± 0,42 μm e nas ovelhas lactantes para 8,32 ± 1,03 μm. No entanto, em animais secos, a distância inter-nuclear foi reduzida para 2,21 ± 0,27 μm. Concluiu que os alvéolos glandulares se tornaram maiores com o seu epitélio frequentemente dobrado e a sua altura celular aumentou nos grupos etários de gestação.

Mehta (2013) realizou a micrometria da glândula mamária de búfalas Surati secas e registou o diâmetro maior e menor do lóbulo, o volume dos alvéolos, o comprimento e a largura dos alvéolos. Os alvéolos tinham uma forma oval a elíptica; por conseguinte, foram medidos os diâmetros maior e menor dos alvéolos. Os valores médios destas medições foram calculados por lóbulo. O diâmetro (largura) dos alvéolos menores variou de 0,414 x 103 a 1,490 x 103 μm com uma média geral de 1,003 x 103 μm em diferentes estágios de indução hormonal. Os valores médios globais do diâmetro mais pequeno dos alvéolos foram 0,531 x 103 μm, 0,828 x 103 μm, 1,188 x 103 μm, 1,546 x 103 μm no dia 0 (controlo), no 7º dia, no 14º dia e no 21º dia, respetivamente, da indução hormonal. Os alvéolos com menor diâmetro foram significativamente maiores no 7º dia, 14º dia e 21º dia de indução hormonal em comparação com o controlo (0 dia). O diâmetro (comprimento) dos alvéolos maiores variava entre 0,568 x 103 e 1,725 x 103 μm, com uma média de 1,089 x 103 μm em diferentes fases da indução hormonal. Os valores médios globais do maior diâmetro dos alvéolos foram 0,621 μm x 103 , 0,845 x 103 μm, 1,214 x 103 μm e 1,599 x 103 μm no dia 0 (controlo), no dia 7, no dia 14 e no dia 21 da indução hormonal, em comparação com o dia 0 da indução hormonal. O volume dos alvéolos foi obtido a partir dos alvéolos cujo diâmetro foi medido. O volume dos alvéolos foi de 99,547 x 105 , 304,98 x 105 , 904,72 X 105 e 2032,45 x 105 cu. µm. O volume dos alvéolos foi significativamente maior no 21º dia do animal tratado com hormonas do que no controlo. Os lóbulos da glândula lactante tinham forma oval, oblonga ou elíptica. O comprimento e a largura médios dos lóbulos diferiram entre as diferentes fases das búfalas induzidas hormonalmente. Os valores do comprimento dos lóbulos foram significativamente maiores no 21º dia (1,1329 µm x 103) em comparação com 0 dia (0,4627 µm x 103), 7º dia (0,7684 µm x 103) e 14º dia (1,0469 µm x 103). O comprimento dos lóbulos variou de 0,322 µm x 103 a 1,275 µm x 103 com uma média geral de 0,8649 µm x 103 , enquanto a largura dos lóbulos variou de 0,292 µm x 103 a 1,215 µm x 103 com um valor médio geral de 0,7555 µm x 103 . O número médio de alvéolos foi de 0,0770078 por mm2. O número médio de alvéolos por mm^2 de área de um lóbulo em diferentes fases do tratamento com estrogénio e progesterona em búfalas não lactantes variou entre 69 e 153 mm2 . Os valores médios do número de alvéolos/mm2 de área foram significativamente mais elevados no 7º dia (113), 14º dia (160) e 21º dia (184) em comparação com o valor do dia 0 do tratamento com estrogénio-progesterona. O processo de lactogénese está diretamente relacionado com o número de alvéolos.

Naik (2015) estudou a micrometria da glândula mamária de vacas da raça Malnad Gidda. O comprimento médio e a largura do lóbulo foram 134,10 ± 10,43 e 194,23 ± 19,32 µm, respetivamente. O diâmetro luminal dos alvéolos foi de 55,64 ± 1,97 µm. O número de alvéolos por lóbulo foi de 116,4 ± 5,97 µm. O número de células epiteliais de revestimento em cada alvéolo foi de 29,3 ± 1,96 µm. A espessura dos septos interalveolares entre os alvéolos adjacentes foi de 1,36 ± 0,18 μm. A altura epitelial dos alvéolos foi de 3,66 ± 0,44 μm. O diâmetro nuclear e a distância inter-nuclear foram de 2,41 ± 0,07 μm e 2,98 ± 0,21 μm.

Paramasivan e Geetha (2014) estudaram a glândula mamária de ovelhas vermelhas de Madras e registaram que o tamanho alveolar era de 106,05 ± 14,70 μm em ovelhas em lactação, mas diminuiu significativamente para 32,45 ± 1,64 μm nas glândulas mamárias de ovelhas secas. O diâmetro luminal também mostrou a mesma tendência que o tamanho alveolar durante as diferentes fases nestas ovelhas. O aumento do tamanho dos alvéolos na glândula mamária lactante pode estar correlacionado com a sua secreção ativa que preenche o lúmen dos alvéolos, quando comparado com outros grupos etários de animais. O número de alvéolos por lóbulo foi de 254,77 ± 14,96 em animais prenhes, o que reduziu significativamente para 108,27 ± 15,64 durante a lactação. O número de alvéolos por lóbulo foi de apenas 27,11 ± 3,11 nas glândulas mamárias de animais secos. A redução no número de alvéolos por lóbulo durante a lactação indicou o aumento dos alvéolos e do lúmen. A distância inter-nuclear nas ovelhas em lactação era de 8,38 ± 1,03 μm, mas reduziu-se para 2,21 ± 0,27 μm nas ovelhas não lactantes. Afirmaram ainda que, nas glândulas mamárias de ovelhas em lactação, os alvéolos glandulares se tornaram hipertrofiados e tensos com a secreção completa.

CAPÍTULO 3: MATERIAL E MÉTODO

O presente estudo foi efectuado no Department of Veterinary Anatomy and Histology, College of Veterinary Science and Animal Husbandry, Acharya Narendra Deva University of Agriculture and Technology, Kumarganj, Ayodhya-224229 (U.P.).

Conceção experimental:-

3.1 Estudo topográfico:-

As cabras Barbari saudáveis foram utilizadas para o estudo topográfico da glândula mamária em posição ortostática no complexo de explorações pecuárias de instrução, College of Veterinary Science and Animal Husbandry, ANDUAT, Kumarganj Ayodhya, Índia.

3.2Medições brutas

Para os estudos anatómicos grosseiros da glândula mamária Twenty, foram utilizadas quatro cabras Barbari. Todos os parâmetros foram medidos com um compasso de Vernier e uma balança de medição. As medições dos vários parâmetros físicos são mencionadas a seguir

1. **Comprimento do úbere**: foi medido como a distância entre a fixação cranial e caudal do úbere com o corpo.

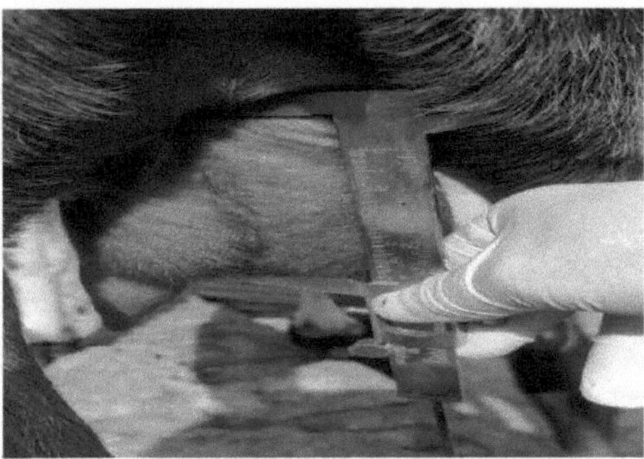

Fig. 3.2.1 : Fotografia mostrando o comprimento do úbere na cabra

Barbari.

2. **Largura do úbere**: foi medida como a distância entre as duas linhas laterais de fixação à parede abdominal.

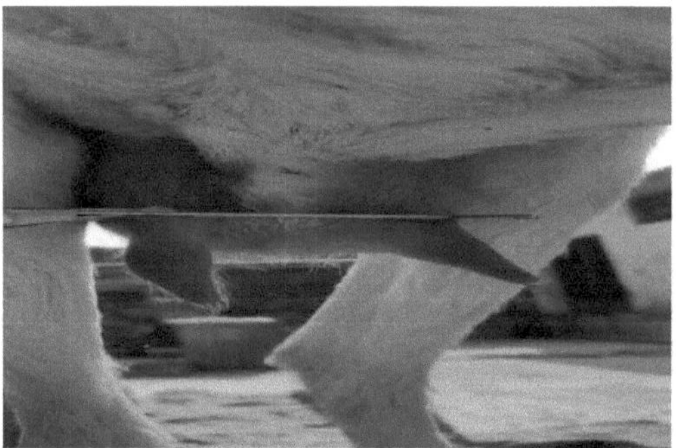

Fig. 3.2.2 : Fotografia mostrando a largura do úbere na cabra Barbari.

3. **Profundidade do** úbere: foi medida como a distância entre a base do úbere e o ponto mais baixo do úbere (sulco inter mamário).

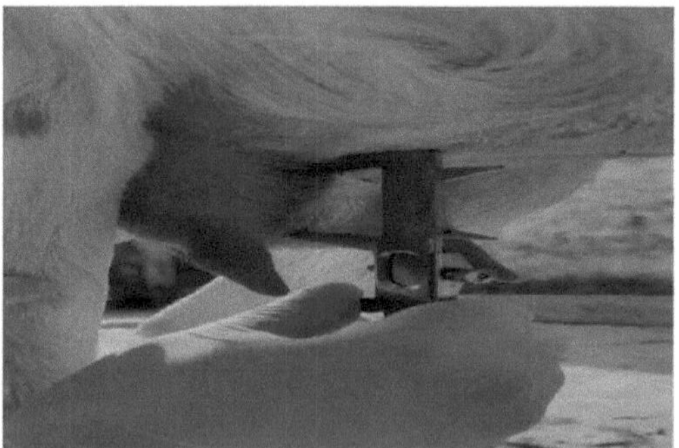

Fig. 3.2.3: Fotografia mostrando a profundidade do úbere ın Cabra Barbari.

4. **Comprimento da teta**: foi medido em ambos os lados, da base da teta até ao ápice

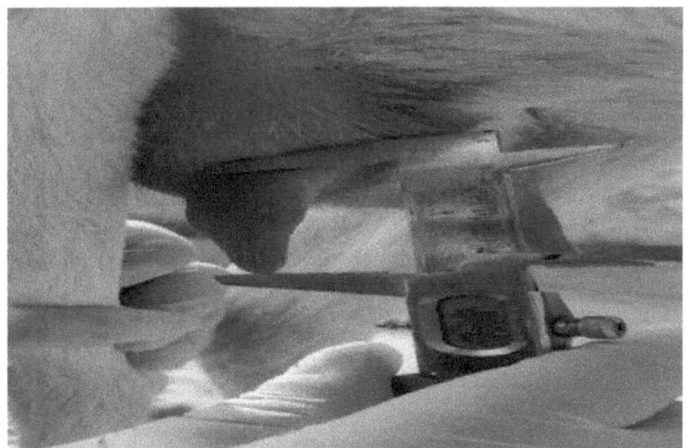

Fig. 3.2.4: Fotografia mostrando o comprimento da teta numa cabra Barbarl

5. Diâmetro da tetina: foi medido no ponto médio do seu comprimento.

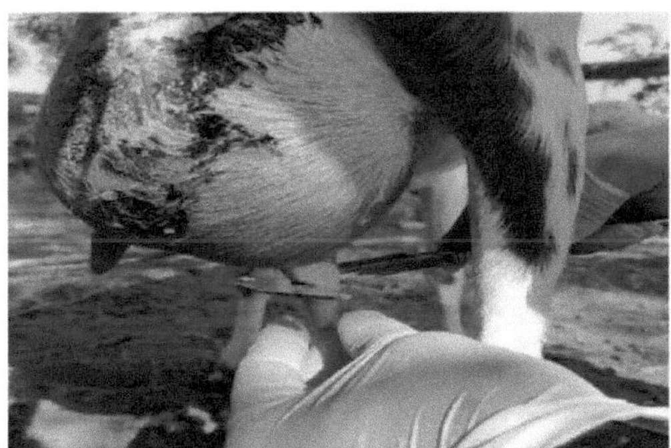

Fig. 3.2.5 Fotografia mostrando o diâmetro da teta da cabra Barbari

6. Distância entre as tetas: Foi medida pela distância entre as duas tetas.

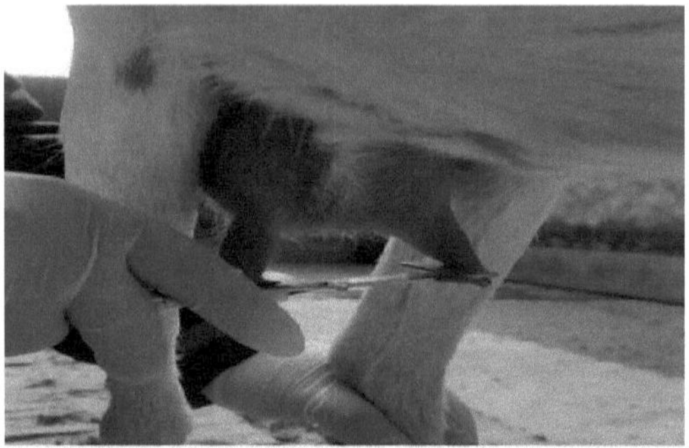

Fig. 3.2.6 Fotografia mostrando a distância entre as tetas de uma cabra Barbari

3.3 Estudos histológicos:-

As amostras foram colhidas imediatamente após o abate no Fair Export Pvt. Ltd Barabanki U.P. Para o exame histológico, foram colhidos 24 úberes de cabras de 2-4 anos, pedaços de tecido de diferentes regiões da glândula mamária (partes superior, média e inferior) e da (base, meio e ápice da teta), que foram fixados em formalina neutra tamponada a 10%. Estas peças de tecido foram depois tratadas com técnicas histológicas de rotina (desidratação em graus ascendentes de álcool (etanol), limpeza em xileno e inclusão em parafina). Os blocos de parafina foram seccionados com 5-7 µm de espessura. As lâminas preparadas foram coradas com os seguintes corantes para efetuar a observação histológica.

1. Coloração de Hematoxilina e Eosina de Ehrlich para observação de rotina (Bancroft e Gamble, 2003).
2. Métodos do tricrómio de Masson para as fibras de colagénio (Singh e Sulochana 1997).
3. Mancha de Gridley para fibras reticulares (Culling C.F.A.,1974).
4. Corante elástico de Verhoeff para fibras elásticas e de colagénio (Humanson 1979).

3.4 Micrometria da glândula mamária e da teta

Para os vários componentes das glândulas mamárias e das tetas, foram efectuadas observações micrométricas de acordo com o método descrito por Culling (1969). A observação micrométrica para os diferentes parâmetros foi registada através da média de 4 a 5 campos de cada lâmina preparada.

1. Diâmetro dos alvéolos medido em (µm)
2. Diâmetro do lóbulo medido em (mm)
3. Número de alvéolos por lóbulo medido em (mm3)
4. Diâmetro do lúmen alveolar medido em (µm)
5. Altura do epitélio alveolar medida em (µm)
6. Largura do epitélio alveolar medida em (µm)
7. Diâmetro dos núcleos medido em (µm)
8. Diâmetro do ducto interlobular medido em (µm)
9. Diâmetro do ducto intra-lobular medido em (µm)

CAPÍTULO 4: RESULTADOS E DISCUSSÃO

O presente estudo foi realizado sobre "Gross Morphological and Histological Studies on Mammary gland of Barbari goat" (Estudos morfológicos e histológicos da glândula mamária da cabra Barbari). A amostra de glândula mamária de cabra foi recolhida imediatamente após o abate na Fair Export Pvt.Ltd. Barabanki U.P. Para melhor compreensão do resultado e da discussão, subdivide-se nos seguintes subtítulos

4.1 Estudo anatómico macroscópico da glândula mamária da **cabra** Barbari.

A glândula mamária é uma glândula sudorípara modificada (Fig. 4.1.A) que segrega de forma apócrina. É uma glândula alveolar tubular composta com septos de tecido conjuntivo que a dividem em lóbulos e lóbulos. O parênquima (alvéolos), o estroma (tecido conjuntivo), os ductos, os vasos sanguíneos e o nervo **faziam** parte da glândula. (Dellman & Brown.,1976) e (Bacha.,2000).

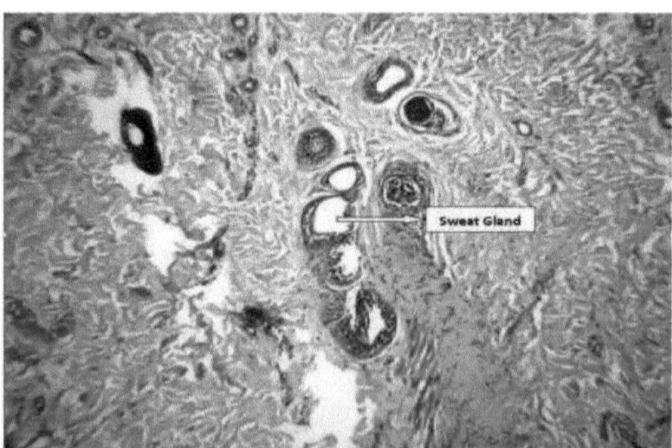

Fig. 4.1.A Microfotografia da glândula mamária mostrando a glândula sudorípara (coloração tricrómica de Masson 100 X)

No presente estudo, o úbere da cabra era constituído por duas glândulas (duas metades), cada uma com a sua teta e um canal de teta único com um orifício de teta único. A glândula mamária expandiu-se e atingiu o seu desenvolvimento máximo durante a lactação, involuindo após o fim do período de lactação. Uma observação semelhante foi registada por (Dellman.,1987) em animais domésticos.

Neste estudo, o úbere foi colocado na região inguinal da cabra (Fig. 4.1.B) e era constituído por duas glândulas (glândula esquerda e glândula direita) de cada lado da linha média ventral, com o sulco mamário mediano a indicar as duas metades externamente até à base da teta, a glândula estava coberta por pele pigmentada com pêlos finos. O úbere da cabra tem um aspeto mais ou menos semelhante a um saco. A glândula e as tetas em conjunto são designadas por úbere.

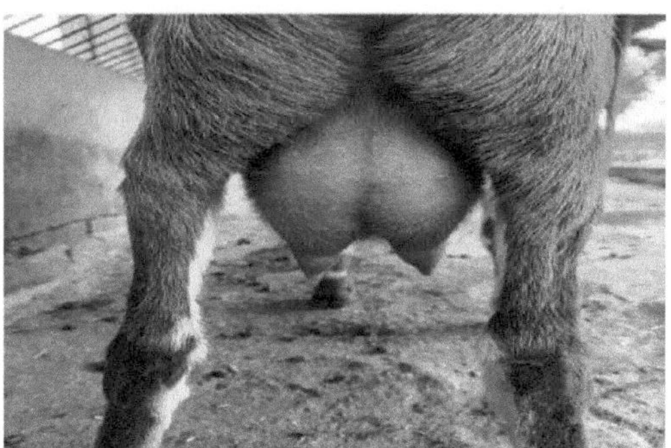

Fig. 4.1.B Fotografia mostrando a localização do úbere num Barbari adulto

Neste estudo, a aparência do úbere varia muito, dependendo da maturidade e da função, bem como da variação individual e da espécie. A glândula mamária involuída assemelhava-se à dos animais nulíparos. Esta observação corrobora a de (Dyce *et al., 2002)*, que referiu que o úbere estava suspenso da parte posterior do abdómen por ligamentos fortes. A glândula mamária era formada a partir da camada inferior da epiderme, tendo sido registadas observações semelhantes

por (Reece., 1958) na vaca.

Na cabra, o tamanho do úbere aumentou drasticamente na fase de lactação e regrediu durante o período seco. Nas cabras em lactação, o alinhamento vertical da teta perdeu-se à medida que as tetas foram progressivamente protraindo lateralmente devido à acumulação de leite no úbere. A variação de tamanho ocorreu como resultado de alterações harmónicas durante a lactação.

A observação atual é consistente com as feitas por (Corrol.,1980) e (Frandson *et al.,* 1987) em animais domésticos. Durante a recolha de dados, observou-se que muitos úberes de cabras (cerca de 25%) estavam infectados com mastite. As tetinas de forma cilíndrica são mais susceptíveis de sofrer de mastite, pelo que foram rejeitadas para este estudo.

4.2 Estudo biométrico da glândula mamária da cabra Barbari.

No presente estudo, a observação biométrica de diferentes parâmetros da glândula mamária da cabra é apresentada no Quadro 1, enquanto a análise estatística é apresentada no Quadro 2. Para a análise estatística dos dados, foi utilizado o programa SPSS® 26.0 for window

4.2.1 Comprimento do úbere: O comprimento médio do úbere foi de 14,07 ± 0,24 cm, com uma variação de 12,30 a 16,22 cm. O comprimento do úbere difere significativamente entre espécies, bem como entre a fase de lactação e a fase de não lactação. Esses achados estão de acordo com os relatados Mahdi (2009) em cabras descobriu que o comprimento do úbere era 16,22 ± 0,14 cm, Shivprasad (2018) em cabras descobriu que o comprimento do úbere é 13,977 ± 0,133 cm em cabras em lactação e 14,009 ± 0,215 cm em cabras não lactantes. Paramasivan (2012), em ovelhas prenhes, verificou que o comprimento do úbere era de 9,00 ± 0,18 cm, aumentando para 11,53 ± 0,72 cm no animal em fase de lactação, enquanto nos animais em fase seca era de apenas 7,33 ± 0,42 cm. A observação feita por Upadhyay *et al.* (2013) é ainda maior do que a presente observação devido à variação na raça.

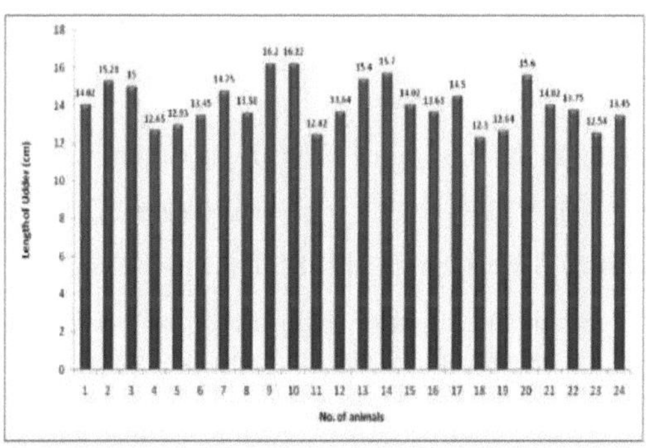

Fig. 4.2.1 : Histograma mostrando o comprimento do úbere na cabra Barbari.

4.2.2 Profundidade do úbere: A profundidade média do úbere das cabras Barbari registada foi de 8,59 ± 0,12 cm. O intervalo de profundidade do úbere é de 9,95 a 7,0 cm. Observações semelhantes foram registadas por Shivprasad (2018) e Mahdi (2009) em cabras. A observação registada por Upadhyay *et al.*,(2013) foi superior à presente observação. Não se registaram diferenças significativas entre as espécies.

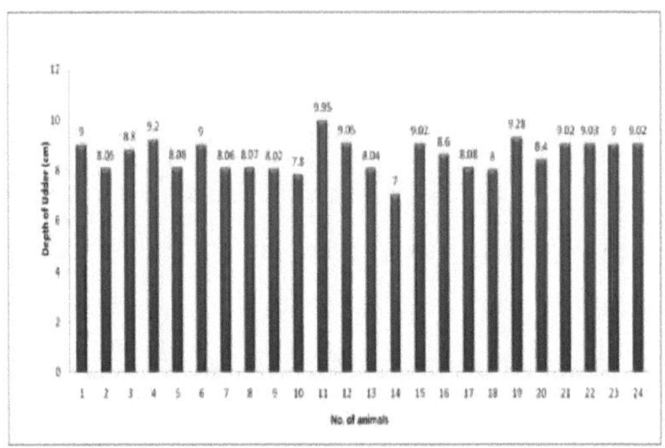

Fig. 4.2: Histograma que mostra a profundidade do úbere na cabra Barbari.

4.2.3 Largura do úbere: No presente estudo, a largura média do úbere na cabra Barbari foi de 13,63 ± 0,38 cm, variando de 15,75 a 10,50 cm. A observação relatada por Shivprasad (2018) em cabras foi de 14,897 ± 0,722 cm, o que é ligeiramente superior à presente observação. A observação registada por Mahdi (2009) em cabras foi de 14,92 ± 0,16 cm. Isto indica que a largura do úbere na cabra barbari é ligeiramente inferior às observações anteriores efectuadas por Shivprasad (2018) e Mahdi (2009).

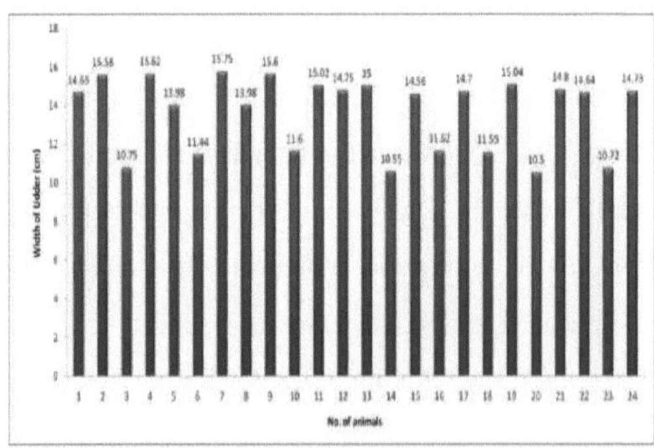

Fig. 4.2.3 : Histograma mostrando a largura do úbere na cabra Barbari.

De acordo com Upadhyay *et al.*,(2013) os animais multíparos têm caraterísticas de ordenha mais elevadas em relação ao úbere, o que pode estar relacionado com todo o crescimento e fase ativa do sistema mamário com o aumento da paridade. O valor foi substancialmente (p<0,005) mais elevado em cabras multíparas locais de Rohilkhand do que em cabras primíparas. Também referiram que as cabras com gémeos tinham um úbere substancialmente mais volumoso e a distância mais curta entre a teta e o chão. Todas as caraterísticas morfológicas do úbere apresentaram uma correlação positiva e significativa (p<0,05) com o peso corporal da cabra em vários intervalos de tempo.

Chegaram à conclusão de que o sistema mamário da cabra local era comparável ao de qualquer outra raça caprina indiana de dupla finalidade. Segundo James *et al*.,(2009), em comparação com as ovelhas WAD, as cabras WAD tinham úberes maiores, o que indicava um maior potencial de produção de leite. O comprimento do úbere variava consoante o estado fisiológico das fêmeas.

Merphan (2014) relatou resultados semelhantes afirmando que as caraterísticas do leite e sua ligação com a dimensão do úbere em ovelhas Awassi eram diretamente proporcionais entre si (p <0,05), exceto para o comprimento do úbere e comprimento da teta direita, a produção de leite foi positivamente ligada a outras matrizes do úbere. Sezenler *et al*.,(2016) relataram que o desempenho da ovelha e o úbere foram afetados pela paridade e pelo tipo de parto. Segundo ele, existe uma relação significativa entre a circunferência do úbere, a profundidade do úbere, a forma do úbere, a fixação do úbere e a produção de leite.

4.3 Estudo histológico da glândula mamária da cabra Barbari.

4.3.1 Cápsula

No presente estudo, observou-se que a glândula mamária da cabra Barbari, na fase de lactação, estava coberta de fora para dentro por pele e cápsula fibro-elástica. A epiderme da pele apresentava três camadas: o estrato basal, o estrato espinhoso e o estrato córneo.

Observações semelhantes foram registadas por Trautmann e Fiebiger (1957), May (1970) e Calhoun & Stinson (1981). A derme é constituída por glândulas sudoríparas longas e tortuosas, numerosas glândulas sebáceas e poucos folículos pilosos. Estes resultados são consistentes com a observação de Banks (1981) em vacas.

A cápsula (Fig. 4.3.1) é constituída por fibras colagénicas e elásticas ordenadas de forma irregular, o que indica que estas fibras são consideradas como um aparelho de suporte de peso. Algumas fibras reticulares estavam misturadas com outras fibras e as células musculares lisas distribuíam-se com pouca frequência. Parmar *et al*.,(1986 a) descobriram resultados semelhantes em cabras. Na glândula mamária de cabra em lactação, a concentração de fibras elásticas e reticulares aumentou em comparação com as glândulas mamárias de ovelha, que apresentavam muito menos fibras reticulares na cápsula. Estes resultados são consistentes com os de Sulochna *et al.* (1981), exceto no que diz respeito às fibras reticulares na cápsula da glândula mamária da cabra indiana.

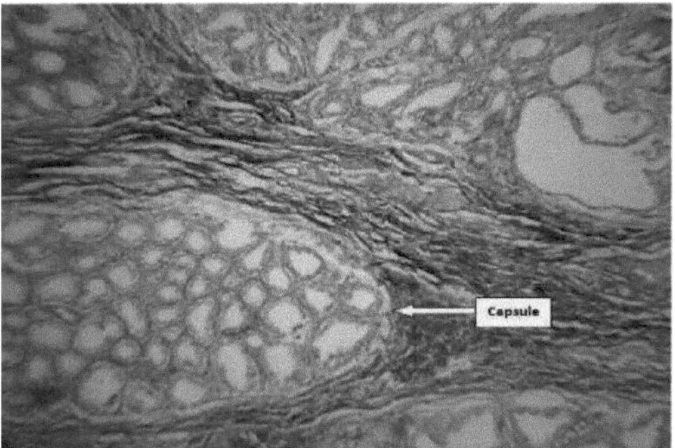

Fig. 4.3.1 Microfotografia da glândula mamária mostrando a cápsula Coloração de Gridley 100 X

Nesta investigação, foram observadas na cápsula pequenas artérias e veias com uma estrutura de ramificação em espiral. O tecido adiposo foi encontrado no interior da cápsula e agrupado numa massa agregada. A lâmina externa da cápsula era constituída por uma grande quantidade de fibras colagénicas e elásticas. Calhoun & Stinson (1981) afirmaram que o tecido conjuntivo dos animais domésticos é constituído por fibras colagénicas, elásticas e reticulares soltas com um vasto plexo de capilares sanguíneos e linfáticos.

4.3.2 Estroma do tecido conjuntivo

No presente estudo, o parênquima da glândula mamária de **cabra**, constituído principalmente por unidades **secretoras** alveolares e ductos associados, estava rodeado por fibras de tecido conjuntivo (Fig. 4.3.2), vasos sanguíneos, nervos **e** células adiposas. O septo interalveolar é constituído por fibras de colagénio, elásticas e reticulares,

fibroblástico, fibras musculares lisas, feixes de nervos e células adiposas.

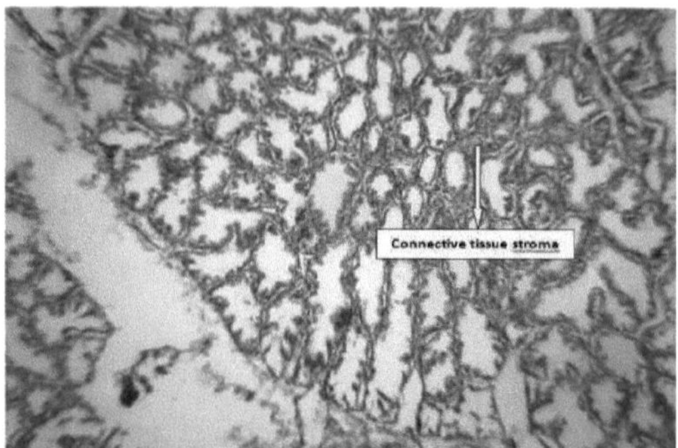

Fig. 4.3.2 Microfotografia da glândula mamária mostrando o estroma de tecido conjuntivo Verhoeff Stain 100 X

A glândula mamária de uma cabra não lactante apresentava a **cisterna** da teta e a cisterna da glândula. O **sistema de** ductos e os seus botões epiteliais estavam limitados a uma pequena área à volta da cisterna da glândula. Na glândula mamária não lactante, o tecido adiposo era abundante e rodeava pequenos grupos de ductos. Os septos de tecido **conjuntivo** ramificavam-se a partir da cápsula e cresciam na secção mais profunda da glândula mamária, penetrando no tecido adiposo. O tecido adiposo que estava presente na fase não lactante foi substituído por tecido conjuntivo em desenvolvimento, o que foi observado na glândula mamária lactante da cabra.

A cápsula de tecido conjuntivo, ou seja, a derme subjacente da glândula mamária, envia fibras conjuntivas para o parênquima, formando septos interlobulares e intralobulares e dividindo a glândula em lóbulos e lóbulos. Os lóbulos e os lóbulos estavam bem desenvolvidos na cabra em lactação. A **conclusão** é consistente com os resultados de Sheikh e Sultan (1977), que verificaram que a gordura do estroma diminuía com o aumento da idade no **tecido secretor** do úbere **da** búfala egípcia.

4.3.3 O tecido conjuntivo interlobular

Os septos de tecido conjuntivo interlobares (Fig. 4.3.4) correm entre os lóbulos a partir da face interna da cápsula glandular. É constituído por fibras de colagénio e fibras elásticas alinhadas longitudinalmente. Na glândula mamária de uma cabra não lactante, o tecido conjuntivo interlobário revestia os ductos maiores e revelava artérias, veias e linfáticos de paredes espessas.

Nas glândulas mamárias em lactação, o número e o diâmetro destas veias sanguíneas aumentaram gradualmente. Nas cabras em lactação, os ductos eram ramificados e seguiam o tecido conjuntivo para formar o sistema de ductos. Investigações semelhantes foram registadas em búfalas por Bhatia & Sahai (1979). Em vacas de todas as idades, Prusty (1958) encontrou uma maior concentração de fibras elásticas no tecido conjuntivo interlobular. O tecido conjuntivo da cabra em lactação estava reduzido, enquanto que o tecido alveolar estava principalmente aumentado. Mayer & Klein (1961) fizeram um estudo semelhante na glândula mamária de uma cabra em lactação. O estroma interlobular era mais pequeno nas ovelhas do que nas cabras em lactação. Os feixes de fibras musculares lisas foram observados nos ductos maiores da glândula mamária em cabras e ovelhas, o que está de acordo com os relatórios de Banks (1981) em vacas. O músculo liso e as fibras reticulares não foram observados no presente estudo. Na glândula mamária caprina não lactante, as fibras do tecido conjuntivo da parede dos ductos interlobulares foram responsáveis pelo suporte interno do ducto. A glândula mamária em lactação no presente estudo mostrou numerosas fibras elásticas no estroma interlobular. Observações semelhantes foram registadas por Cowie e Tindal (1971) em vacas e por Katiyar (1982) em búfalas. No entanto, na fase de não lactação, o estroma interlobular era mais abundante do que na fase de lactação.

4.3.4 O Tecido Conjuntivo Intra-Iobular

O tecido conjuntivo intra-lobular (inter-alveolar) (Fig. 4.3.4) formava o principal esqueleto de suporte dentro dos lóbulos em torno dos alvéolos do parênquima mamário. Era formado pelo estroma interlobular e atravessava os espaços interalveolares da glândula, dividindo os lóbulos em alvéolos de diversas formas e tamanhos. Os alvéolos e os ductos intra-lobulares também estavam envolvidos pelo **estroma** intra-lobular. O estroma intra-lobular frouxo era mais frágil do que o estroma intra-lobular em termos de aparência. É constituído por fibras finas de colagénio. As cabras em lactação não têm fibras elásticas visíveis. No entanto, a quantidade de estroma intra-alveolar variava consoante a cabra em lactação. Prusty (1958) referiu que as fibras elásticas estavam **ausentes** no tecido conjuntivo intra-lobular da vaca. Na glândula mamária não lactante da cabra, o estroma intra-lobular era abundante. À volta dos alvéolos, era **constituído** por fibras colagénicas com poucas fibras **elásticas**.

Era mais celular do que o estroma interlobular. O tecido conjuntivo interlobular era mais fino, o que pode ser atribuído à formação de tecido parenquimatoso que exerce pressão sobre o tecido conjuntivo interlobular, reduzindo a sua espessura na cabra.

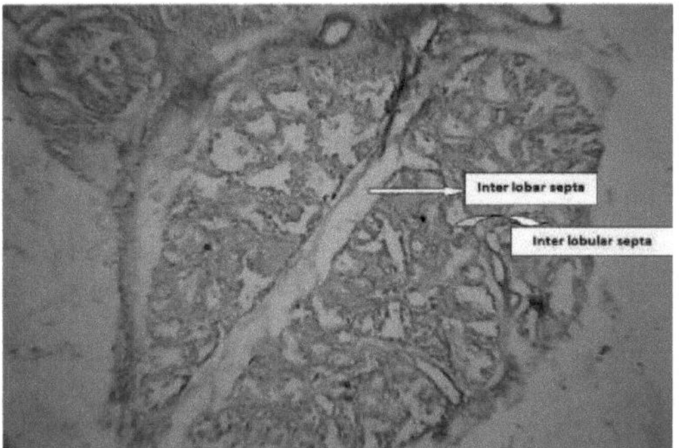

Fig. 4.3.4 Microfotografia da glândula mamária mostrando os septos interlobulares e interlobares Coloração de Gridley 100 X

Esta alteração foi causada pela expansão dos alvéolos durante a fase de lactação. Esses achados corroboram Trautmann e Fiebiger (1957) em animais domésticos, Noiser (1973) em camelos, Cowie e Buttle (1980) e Katiyar (1982) em búfalos, Sulochana (1983) observou uma diminuição no tecido conjuntivo interlobular durante a gravidez.

4.3.5 Parênquima

O parênquima mamário em lactação divide-se em lóbulos e lóbulos através de uma espessa camada de tecido conjuntivo trabecular que se estende a partir da cápsula. (Fig. 4.3.5) O parênquima é constituído por ductos ramificados que são delimitados por tecido conjuntivo e tecido adiposo. No entanto, o parênquima mamário das cabras não lactantes era reduzido e constituído por lóbulos mal definidos.

Durante a lactação, observou-se a formação de ductos lóbulo-alveolares no parênquima mamário da cabra, seguida da regressão dos alvéolos secretores na involução, resultando na redução do parênquima glandular e no aumento do tecido adiposo. De acordo com Trautmann e Fiebiger (1957) para os animais domésticos, Cowie (1957) e Mayer e Klein (1961) para a vaca, Dellmann (1987) para os ruminantes e Katiyar (1982) para a búfala, a glândula mamária é constituída por parênquima ou tecido glandular e tecido estromal.

O desenvolvimento lobulo-alveolar dos ductos foi observado nas fases de lactação e houve regressão dos alvéolos secretores na involução. Verificou-se que as influências hormonais múltiplas têm um impacto significativo no desenvolvimento e na forma do parênquima da glândula mamária.

Esses achados são consistentes com os de Nordin e Lee (1985) em porcos e com os de Gayer *et al.* (1986), que relataram que os alvéolos secretores regrediram na involução após a formação do ducto lobuloalveolar durante a gravidez e a lactação.

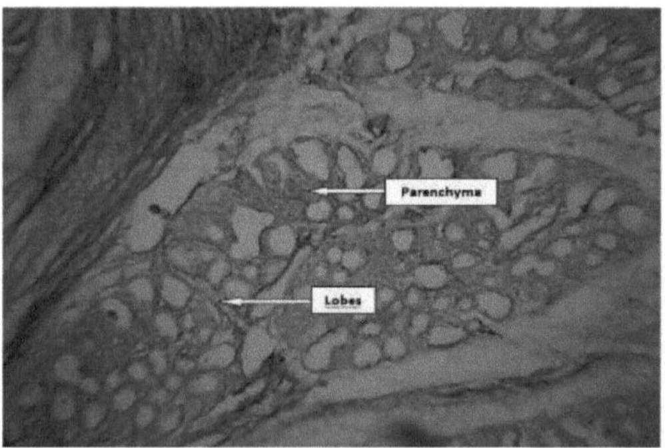

Fig. 4.3.5 Microfotografia da glândula mamária mostrando o parênquima Mancha de Gridley 100 x

No presente estudo foram encontrados valores mais elevados para o parênquima glandular, o que se deveu à produção de leite e ao número de células. O número de linfócitos e células plasmáticas na glândula mamária aumentou significativamente durante a fase seca. Os resultados deste estudo correspondem a Nagai e Sarkar (1978) que descobriram que a produção de leite estava relacionada com o número de células nos alvéolos da glândula mamária do rato.

4.3.6 Alvéolos

Na cabra em lactação, a glândula mamária mostrou que os lóbulos individuais eram produzidos por grupos de alvéolos que estavam divididos por tecido conjuntivo **intra-lobular** que os rodeava. (Fig. 4.3.6) Os lóbulos tinham, na sua maioria, uma forma alongada, irregularmente poligonal ou, ocasionalmente, oval. O lúmen de alguns alvéolos estava preenchido com uma quantidade variável de secreções e estava mais distendido devido ao aumento das secreções do que nos **alvéolos** vazios. Encontraram-se também alvéolos perto do ducto, no **estroma** interlobular. Nos animais em lactação, os alvéolos eram, na sua maioria, de forma redonda, oval ou elíptica e com secreções acidófilas. Os alvéolos estavam completamente desenvolvidos nas glândulas mamárias da cabra durante a fase de lactação. Tal como descrito por Singh (2000) em búfalas e **Parmasivan** (2015) em ovelhas, eram predominantemente luminosos e rodeados de células cuboidais com núcleos altamente basófilos. Por outro lado, de acordo com o estado fisiológico, Kausar *et al.* (2001) observaram células epiteliais achatadas a colunares.

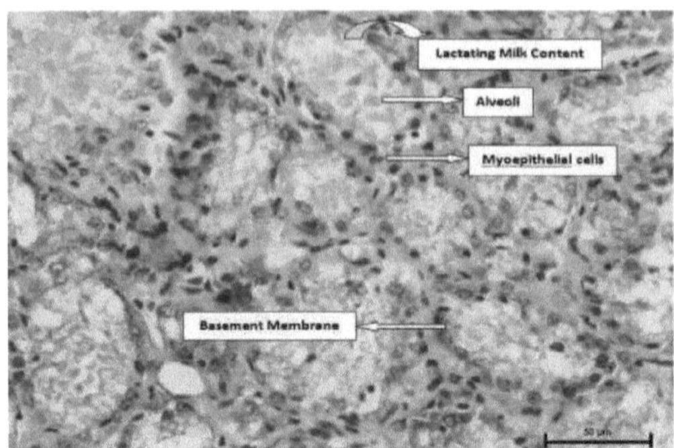

Fig. 4.3.6 Microfotografia da glândula mamária mostrando alvéolos e células mioepiteliais Coloração H & E 400 X

Na glândula mamária de uma cabra em lactação, observou-se que a maioria dos alvéolos era delimitada por células espumosas com secreções eosinofílicas granulares e vacúolos de gordura maiores salientes na extremidade luminal. Esta observação está de acordo com os resultados de Morales (1977), que opinou que, numa fase precoce da gestação, os grânulos de gordura e caseína eram responsáveis pelo seu aparecimento no lúmen **alveolar**. De acordo com os resultados do presente estudo, durante a lactação, o lúmen dos alvéolos das glândulas mamárias apresentou uma reação positiva para o cálcio na cabra. Os alvéolos em desenvolvimento podiam ser identificados dos alvéolos da glândula lactante pela acumulação intracelular de pequenas gotículas lipídicas nestes últimos, enquanto os alvéolos em desenvolvimento tinham uma acumulação maciça de gotículas lipídicas. Esta observação é consistente com os achados de Bentivoglio (1986) em cabras. Os lóbulos estavam separados por uma quantidade substancial de estroma de tecido conjuntivo interlobular em cabras não lactantes. Os lóbulos eram muito mais pequenos do que os encontrados nas glândulas em lactação. Uma quantidade substancial de estroma de tecido conjuntivo inter-alveolar separava os alvéolos.

A maioria dos alvéolos era esférica e não havia vacúolos de gordura nas células alveolares. Na fase não lactante, os alvéolos eram revestidos por uma única camada de epitélio achatado. Na glândula mamária de cabra em lactação e em involução, foram observadas diferenças na altura celular, na forma e no tamanho dos núcleos. De acordo com os resultados do presente estudo, a concentração das fibras reticulares e elásticas aumentou na fase de lactação e diminuiu na fase seca. Os resultados são consistentes com os relatados por Bentivoglio (1986) em cabras e Nosier (1973) em camelos. Sinowatiz *et al.* (1980) também opinaram que, durante a gestação e a lactação, a estrutura fina das células secretoras das glândulas mamárias caninas mudou drasticamente. Estas observações são semelhantes às efectuadas anteriormente em ovelhas May (1970) afirmou que, na camada exterior da cápsula, se notavam pequenas artérias e veias com uma estrutura ramificada em espiral.

4.3.7 Epitélio alveolar

O epitélio cuboidal simples rodeia os alvéolos. Na cabra em lactação, os alvéolos são revestidos por células colunares altas e simples. (Fig. 4.3.7) Estas células têm uma borda apical mais pronunciada. Este achado corrobora os achados de Parmar (1983). Nas cabras havia uma quantidade variável de secreção nos lúmens dos alvéolos na fase de lactação, o que contrariava os resultados de Agrawal *et al.* (1978), que verificaram que os lúmens alveolares estavam quase vazios na cabra Barbari em lactação. No presente estudo, observou-se a presença de lóbulos em repouso nas glândulas mamárias de **cabras** em lactação. Este facto corrobora as conclusões de Trautmann e Fiebiger (1957), Calhoun e **Stinson** (1981) em animais domésticos.

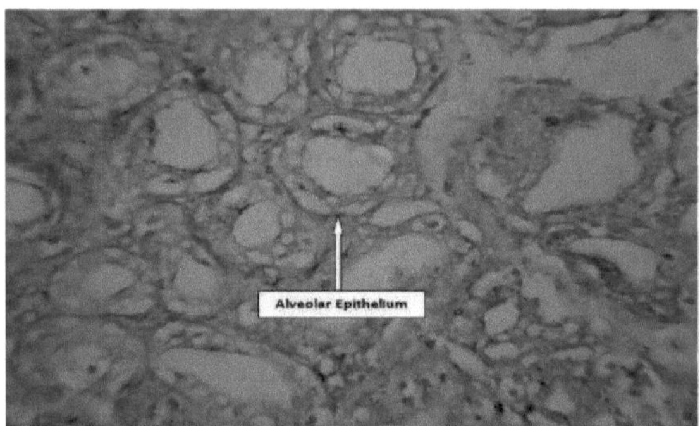

Fig. 4.3.7 Microfotografia da glândula mamária mostrando o epitélio alveolar Coloração de Gridley 400 X

Os alvéolos estavam metabolicamente activos sob a influência de várias gonadotrofinas e hormonas hipofisárias. O epitélio simples cuboidal a colunar revestia os alvéolos activos. Por outro lado, de acordo com o estado fisiológico, Kausar *et al.* (2001) observaram células epiteliais achatadas a colunares. No presente estudo, os valores médios para o comprimento e largura dos **lóbulos**, diâmetro alveolar e seus lúmens, número de células por alvéolo, altura das células alveolares foram maiores na fase de lactação do que **na** fase seca em cabras. Células cuboidais com núcleos altamente basófilos revestiam os alvéolos, que eram amplamente iluminados. Singh (2000) encontrou resultados semelhantes em búfalos.

No presente estudo, a maior parte dos alvéolos **da** glândula mamária de uma cabra em lactação era constituída por células espumosas com secreção eosinofílica granular e vacúolos de gordura maiores salientes na extremidade luminal. Durante a lactação, foram encontradas gotículas de lípidos e grânulos de proteínas nos alvéolos das células secretoras activas e os lúmens estavam cheios de secreção. Morales *et al.* (2001) verificaram que, numa fase precoce da gestação, os grânulos de gordura e caseína apareciam no lúmen alveolar, o que é consistente com esta observação. Cupuco *et al.* (2001) verificaram que os alvéolos se desenvolvem completamente ao longo da fase de lactação na vaca. Trautmann e Fiebiger (2002) encontraram resultados semelhantes em animais domésticos e Cowie (1957) e Michel (1981) em vacas.

No presente estudo, foram observados os lóbulos inactivos ou em repouso nas glândulas mamárias em lactação. Nas cabras em lactação, os alvéolos glandulares aumentaram de tamanho, o epitélio dobrou-se e aumentou a altura das células. Os alvéolos da glândula mamária da cabra eram substancialmente maiores e estavam cheios de secreções alveolares. Foi observada uma distensão excessiva dos alvéolos devido à acumulação de produtos secretórios.

A degeneração alveolar foi observada nos alvéolos da fase seca das glândulas mamárias. Apenas o remanescente alveolar e pequenos ductos estavam revestidos por uma ou duas camadas de células epiteliais cuboidais altamente coradas. Na camada exterior da cápsula foram observadas pequenas artérias e veias com uma estrutura ramificada em espiral. Mesmo na fase seca, o tecido conjuntivo era composto por fibras colagénicas, elásticas e reticulares soltas, bem como por um vasto plexo de capilares sanguíneos e linfáticos. Achados semelhantes foram registados por Calhoun e Stinson (1981) em animais domésticos.

4.3.8 Células mioepiteliais

Na presente investigação, as células mioepiteliais eram uma estrutura essencial, encontrada em torno dos alvéolos da glândula mamária. (Fig.

4.3.8) Estas células tinham uma forma achatada e alongada, com os seus núcleos posicionados entre as células epiteliais de revestimento e o fundo alveolar na glândula mamária da cabra em lactação. Núcleos basófilos e citoplasma ligeiramente acidófilo foram encontrados nestas células mioepiteliais.

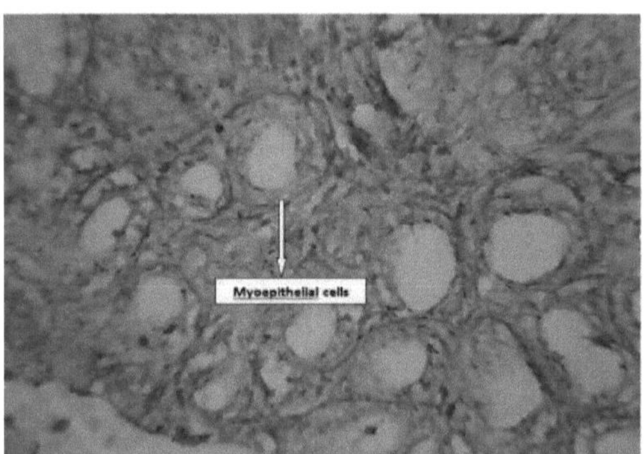

Fig. 4.3.8 Microfotografia da glândula mamária mostrando células mioepiteliais Coloração de Gridley 400 X

Estas células estavam **localizadas** dentro da membrana basal **dos** alvéolos. O corpo dessas células tinha um corpo grande com múltiplos processos que corriam ao longo do curso do ducto e entre as células epiteliais de revestimento. Poucas delas tinham forma piramidal ou prismática e ficavam presas entre a membrana basal e as células **epiteliais** de revestimento. Este facto corrobora os resultados de Richardson (1949). Currie (1995) afirmou que as células **mioepiteliais** tinham **forma** fusiforme ou estrelada. No presente estudo, as células mioepiteliais eram células semelhantes a músculos que envolviam o alvéolo e podem ser responsáveis pela contração, exercendo pressão sobre o conteúdo alveolar para provocar a ejeção do leite. Estas eram responsáveis pela compressão dos alvéolos e pela substituição das células que se tinham **deteriorado** ou destacado ao longo do processo de involução. Estes resultados são coerentes com os de Holst *et al.* (1987) em roedores. Linzell (1955) observou que essas células eram derivadas da camada externa dos ductos imaturos.

As células mioepiteliais foram encontradas mesmo nos alvéolos e ductos em regressão na glândula mamária seca da cabra. As células mioepiteliais no estágio de lactação eram distintas e ativas quando comparadas com o estágio seco. Esta conclusão é consistente com a observação de Sulochana (1983) de que as células mioepiteliais aumentavam em número regular e significativamente aos 150 dias de gestação em ovelhas.

4.3.9 Corpora Amylacea

O estádio funcional da glândula mamária afecta a incidência e a distribuição dos corpos amiláceos. No presente estudo, os corpos amiláceos foram identificados como corpos redondos, ovais e irregulares em forma de couve-flor, concentricamente laminados, com algumas caraterísticas semelhantes a gotículas no centro. (Fig. 4.3.9) Os corpos amiláceos nos alvéolos, no tecido conjuntivo interlobular, no tecido conjuntivo interlobular e no tecido conjuntivo interalveolar eram comuns nas glândulas mamárias não lactantes de cabras. Estes corpos amiláceos eram de diferentes formas e tamanhos. Começavam como células epiteliais descamadas que sofriam lise e se aglomeravam como material sólido semelhante a aglomerados no lúmen alveolar. A presença de corpos amiláceos aumentava com a lactação e era mais visível na glândula mamária seca. Estes foram encontrados no lúmen dos alvéolos (corpos intra-alveolares) e no tecido conjuntivo septal (corpos intersticiais) em várias fases de desenvolvimento. As células descamadas e infiltradas juntaram-se no lúmen, indicando que tinham uma origem celular. Os corpos amiláceos fragmentaram-se, degeneraram e lisaram, resultando numa estrutura sólida semelhante a um nódulo dos corpos amiláceos. Estes resultados corroboram as observações de Kuinken *et al.* (1956) em novilhas e as observações de Reid (1972) em vacas. Estas alterações regressivas, bem como a construção dos corpos amiláceos, são cruciais na formação da barreira física no sistema **ducto-alveolar** que protege a glândula da invasão bacteriana.

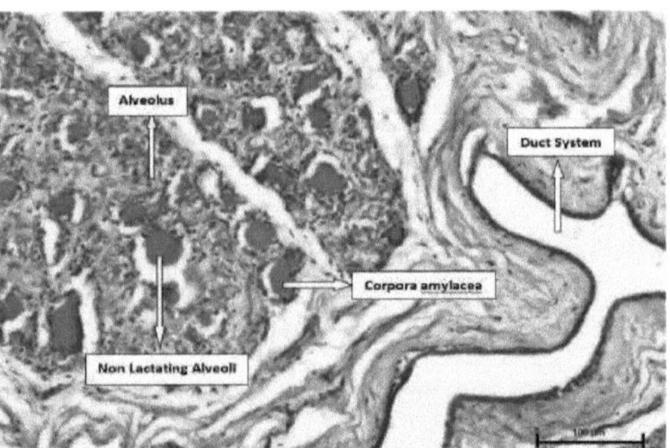

Fig. 4.3.9 Microfotografia da glândula mamária mostrando Corpora amylacea H & E Stain 100 X

No presente estudo, observou-se que a frequência de descamação das células epiteliais mamárias para o lúmen alveolar era baixa. Sordillo e Nickerson (1986) também relataram o mesmo em cabras. Na fase de **lactação**, a distribuição percentual dos corpos amiláceos nos alvéolos caprinos foi maior. Arnold e Weber (1977) também descreveram a presença de corpos amiláceos nos alvéolos da glândula mamária de vacas em lactação. Durante a gravidez, Sulochana *et al.* (1990) observaram corpos amiláceos de várias formas e tamanhos na glândula mamária de ovelhas.

4.3.10 Sistema de condutas

No presente estudo, o sistema de ductos incluía ductos alveolares, interlobulares e intralobares e ductos lactíferos que se abriam numa cisterna da glândula para transportar o leite para o

cisterna das tetinas. (Fig.4.3.10). Os ductos intra-lobares são delimitados por

epitélio cuboidal simples. Os ductos interlobulares eram revestidos proximalmente por um epitélio cuboidal simples e, mais distalmente, por células cuboidais de duas camadas. Nas glândulas mamárias secas, os ductos interlobulares estavam cobertos por tecido conjuntivo espesso. No presente estudo, os ductos estavam rodeados por tecido conjuntivo de várias espessuras. O epitélio que reveste os ductos interlobares era mais **pronunciado** e as pregas da mucosa que mergulhavam na lâmina própria apareciam como glândulas acessórias. Estas estruturas eram mais frequentes nas glândulas mamárias lactantes. Os ductos inter-lobares fundiram-se com outros ductos inter-lobares para formar os enormes ductos lactíferos. Os ductos interlobares ramificavam-se em todas as direcções a partir da cisterna da glândula na glândula **mamária** da cabra, o que foi claramente observado.

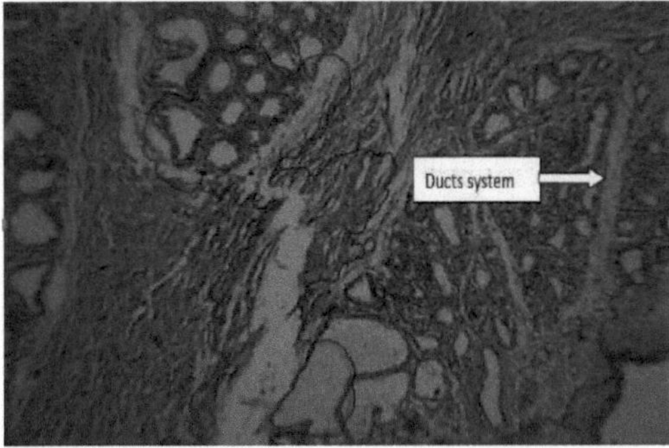

Fig. 4.3.10 Microfotografia da glândula mamária mostrando o sistema de **ductos** H & E Stain 100 X

As cisternas eram revestidas por um epitélio colunar pseudo-estratificado que mais tarde evoluiu para epitélio cuboidal estratificado ou colunar estratificado. Estas observações são semelhantes às descrições feitas sobre o epitélio dos ductos de vários animais por Venzke (1975), Bhatia e Sahai (1979) e Sulochana (1983). No entanto, Schmidt (1971) relatou que os ductos eram revestidos por

epitélio colunar baixo.

No presente estudo, os ductos interlobulares das glândulas mamárias ramificavam-se a partir dos ductos interlobares e atravessavam o tecido conjuntivo interlobular. Na cabra em lactação, no entanto, eles eram altamente definidos e bem laminados. Este facto corrobora os resultados de Bhatia e Sahai (1979). Calhoun e Stinson (1981) afirmaram que o epitélio dos ductos interlobulares e dos grandes ductos lactíferos era composto por duas camadas de células cuboidais achatadas. No entanto, no presente estudo, os alvéolos abriam-se diretamente para o ducto intra-lobular. Ziegler e Mosimann (1960) registaram resultados semelhantes em vacas. Durante a lactação, o citoplasma das células epiteliais parecia fortemente acidófilo.

Nas glândulas mamárias secas, os ductos intralobulares eram mais pequenos e revestidos por uma única camada de células colunares baixas. Achados semelhantes foram relatados por Calhoun e Stinson (1981), que afirmaram que, em ruminantes, um epitélio cuboidal simples não-secretor revestia os ductos intralobulares

4.4 Estudo anatómico macroscópico da teta da cabra Barbari.

No presente estudo, a glândula mamária da cabra tinha duas tetas funcionais quando se comparavam as tetas da fase de lactação com as da fase seca. A direção e o tamanho das tetas alteraram-se drasticamente. As tetas da cabra em lactação tinham forma de funil. Estes resultados corroboram os de Nickel *et al.* (1981), que observaram que na vaca, na porca, na ovelha ou na cadela as tetas sobressaem abruptamente do corpo da glândula mamária, ao passo que na égua e na corça sobressaem mais gradualmente. A forma e a pele de cobertura eram caraterísticas de cada espécie. A parte mais larga da cisterna situa-se na base ou na raiz da teta. Nos pequenos ruminantes existe uma distinção clara entre a superfície pilosa do úbere e a teta, em comparação com os grandes ruminantes (Fig. 4.4). Cada teta ou canal de escoamento num bovino tem apenas uma teta. Esta tem uma pequena cisterna que termina na sua extremidade distal no canal da raia, que é a abertura exterior da teta. Reece, (2005). Nickel *et al.* (1981) encontraram projecções de tetas idênticas em porcas, ovelhas e cabras. De acordo com Prasad *et al.* (2010), as tetas das vacas têm forma de funil e cilíndrica e são mais propensas à **mastite**, ao passo que nas búfalas são observadas tetas cónicas, em garrafa, em pera, cilíndricas e em forma de funil. No entanto, a forma cilíndrica foi mais frequentemente observada nas búfalas. Cada teta tem um ducto (abertura da teta) na vaca, na búfala, na ovelha e na corça.

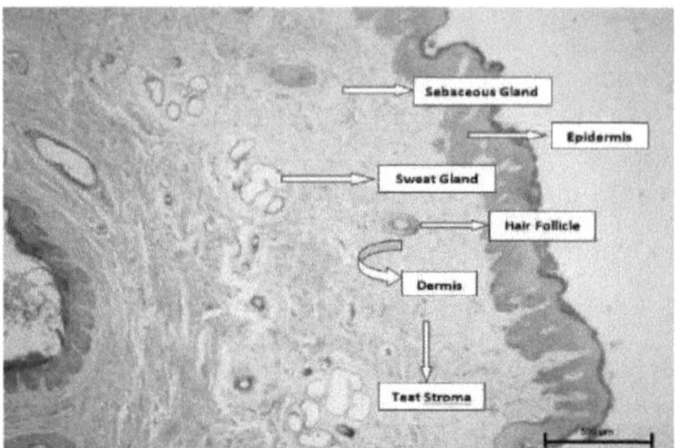

Fig. 4.4 **Microfotografia** da glândula mamária mostrando a glândula **sebácea**, a glândula sudorípara, a epiderme, a derme e os folículos pilosos H & E Stain 100 X

De acordo com Trautmann e Fiebiger (2002), Banerjee (2008) e Aspinall *et al.* (2009), **as porcas** têm dois a três, as éguas têm dois a quatro, as gatas têm quatro a sete e as cadelas têm oito a vinte ductos. Dyce *et al.* (2002) referiram que **a** posição, a orientação, o tamanho e a forma das tetas das vacas eram variáveis, mas que estas estruturas são normalmente mais ou menos **cilíndricas**.

No presente estudo, observou-se que a teta mostrava a presença de pêlos finos esparsamente espalhados na superfície da pele. O sistema de ducto único que descarrega leite do ápice de cada teta foi visto. Estas constatações são comparáveis às de Banerjee (2008), que verificou que a pele das éguas, ovelhas e cordeiros estava escassamente revestida de pêlos finos, ao passo que as tetas das vacas, búfalas e porcas não tinham pêlos. Neste estudo, as tetas das cabras tinham uma forma cilíndrica. Prasad *et al.* (2010) registaram um resultado semelhante, afirmando que estes animais são mais propensos à mastite. Foram observadas constatações semelhantes mesmo durante a colheita de amostras para o presente estudo: vários úberes de cabra, com tetos de forma cilíndrica, estavam afectados por mastite, pelo que foram descartados e apenas foram colhidas amostras de úberes saudáveis.

4.5 Estudo biométrico das tetas da cabra Barbari.

No presente estudo, a observação biométrica de diferentes parâmetros da teta da cabra Barbari é apresentada no Quadro 3, enquanto a análise estatística é apresentada no Quadro 4. Para a análise estatística dos dados, foi utilizado o programa SPSS® 26.0 for window

4.5.1 Comprimento da teta esquerda

O comprimento da teta esquerda da cabra Barbari variou de 1,88 a 3,75 cm, respetivamente. A média foi de 2,86 ± 0,13 cm. Semelhante aos nossos resultados, Shivprasad (2018) relatou que o comprimento da teta esquerda em cabras em lactação e não lactantes variou de 2,92 a 6,06 cm e 1,89 a 2,07 cm, respetivamente. A média foi de 3,53 ± 0,08 e 2,02 ± 0,01 cm, respetivamente. Mahdi (2009) também registou uma observação semelhante no comprimento das tetas das cabras, que foi de 3,7 ± 0,21 e das ovelhas de 3,91 ± 0,30 cm.

4.5.2 **Comprimento da teta direita**

O comprimento da teta direita da cabra Barbari variou de 1,96 a 3,76 cm, respetivamente. A média foi de 3,06 ± 0,19 cm. Isso corrobora com os achados de Shivprasad (2018) em cabras em lactação e não lactantes e afirmou que o comprimento da teta direita variou de 2,90 a 6,02 cm e 1,94 a 2,08 cm. A média foi de 3,57 ± 0,08 e 2,02 ± 0,01 cm.

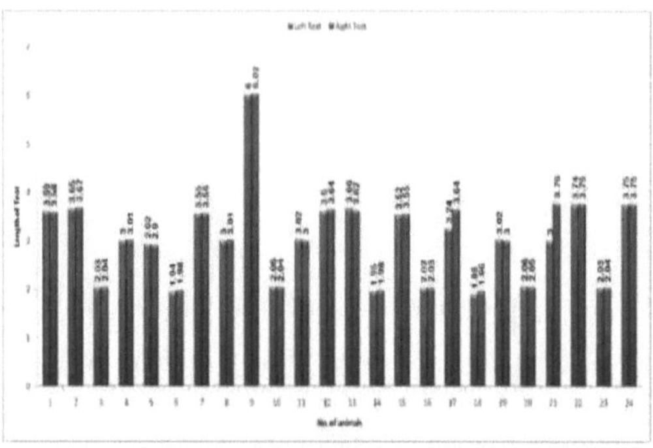

Fig. 4.5.2 Histograma do comprimento das tetas da cabra Barbari

4.5.3 Diâmetro da teta esquerda

O diâmetro da teta esquerda da cabra Barbari variou de 0,74 ± 3,75 cm. A média foi de 2,24 ± 0,25 cm, respetivamente. Semelhante aos nossos resultados, Shivprasad (2018) relatou que o diâmetro da teta esquerda em cabras em lactação e não lactantes variou de 1,97 a 12,02 cm e 0,73 a 1,65 cm, respetivamente. A média foi de 0,77 ± 0,12 e 0,88 ± 0,05 cm. Mahdi (2009) também registou uma observação semelhante no diâmetro da teta da cabra, que foi de 1,34 ± 1,10 cm.

4.5.4 Diâmetro da tetina direita

O diâmetro da teta direita da cabra Barbari variou de 0,74 ± 3,76 cm. A média foi de 2,50 ± 0,25 cm, respetivamente. Isso corrobora com os achados de Shivprasad (2018) em cabras em lactação e não lactantes variou de 1,99 a 12,04 cm e 0,72 a 1,64 cm, respetivamente. A média foi de 3,57 ± 0,12 e 0,89 ± 0,05 cm, respetivamente. O diâmetro médio da teta direita mostrou uma diferença significativa entre as cabras em lactação e as que não estão em lactação.

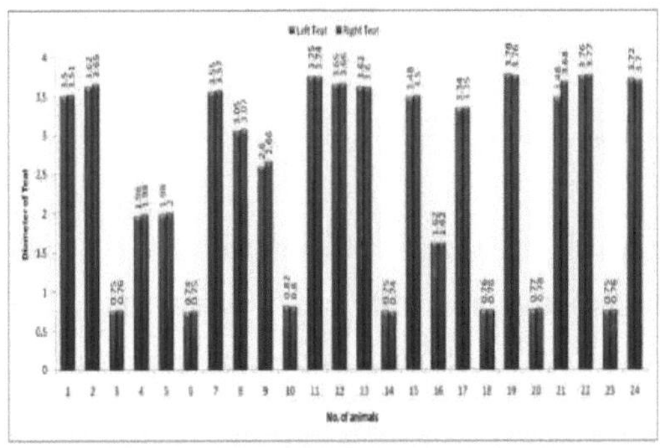

Fig. 4.5.4 Histograma do diâmetro das tetas da cabra Barbari

4.5.5 Distância entre a tetina

A distância entre as tetas na cabra Barbari variou de 3,55 a 8,00 cm e a média foi de 5,59 ± 0,29 cm, respetivamente. Resultados semelhantes foram relatados por Shivprasad (2018) em cabras em lactação e não lactantes variaram de 3,98 a 6,20 cm e 6,50 a 8,00 cm, respetivamente. A média foi de 5,66 ± 0,085 e 7,40 ± 0,06 cm.

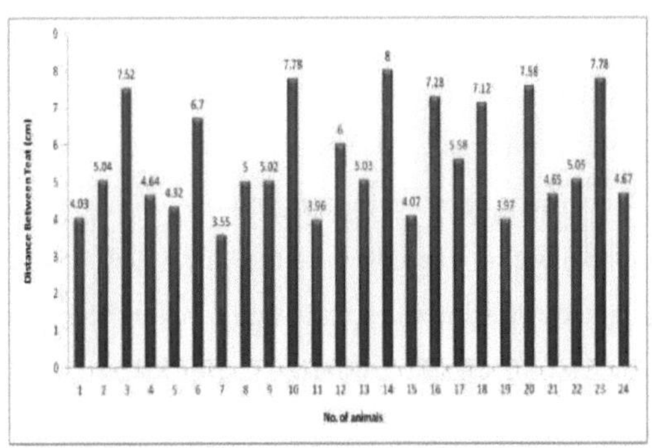

Fig. 4.5.5 Histograma da distância entre as tetas da cabra Barbari

4.6 Histologia da teta da cabra Barbari.

4.6.1 Pele da teta

No presente estudo, a teta da cabra Barbari apresentava a cisterna da teta, a roseta de Furstenbergs e o canal da teta ou canal do bife ou ducto papilar (Fig.

4.6.1). A parede da teta era composta por três camadas: a camada exterior era constituída por pele normal, composta por epiderme e derme, com um número reduzido de pêlos finos, geralmente associados a glândulas sebáceas que rodeiam o folículo piloso, e o meio e a ponta da teta eram completamente desprovidos de pêlos. A segunda camada era a camada fibro-muscular, que era a mais espessa e fornecia a maior parte da espessura da parede da teta. É constituída principalmente por tecido conjuntivo denso, composto por um feixe de fibras de colagénio, fibroblastos e fibras elásticas, vasos sanguíneos e numerosos pequenos grupos de glândulas acessórias, dispostos de forma circular na base da tetina. O revestimento epitelial da abertura da teta era a terceira camada mais interna. Duas camadas de células cuboidais revestem o seio, que se transformam em células escamosas estratificadas queratinizadas no orifício da teta. A ereção da teta pode ser causada pela presença de grandes artérias e veias lumínicas na camada fibro-musculo-vascular da teta. May (1970) chegou à mesma conclusão de que o revestimento epitelial do canal da teta e do orifício da teta era constituído **por** epitélio escamoso estratificado queratinizado, que pode oferecer resistência contra infecções. A observação atual é consistente com a descoberta feita por Treece *et al* (1966). A epiderme da teta é constituída por estrato córneo, granuloso, espinhoso e cilíndrico. O estrato granuloso na teta da cabra era bastante distinto.

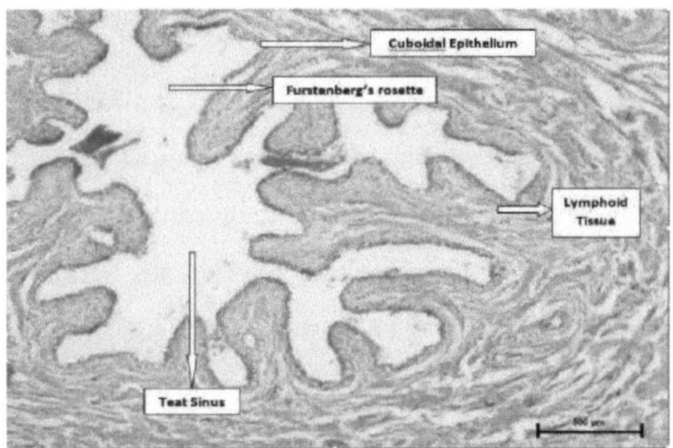

Fig. 4.6.1 Microfotografia da glândula mamária mostrando a roseta de Furstenberg, o epitélio cuboidal e o seio da teta H & E Stain 100 X

A camada mais externa da epiderme é constituída pelo epitélio escamoso estratificado, que é composto por células mortas e queratina, e pode ser responsável pela supressão do crescimento bacteriano. Não havia lucidez ou mortificação no stratum lucidium. A teta de uma cabra doméstica foi estudada por Bhatia e Shankar (1981) que observaram a mortificação do estrato na epiderme. Eles não relataram a presença de **glândulas** sebáceas e glândulas sudoríparas. Estas observações contradizem Paramasivan *et al.* (2013), segundo os quais as glândulas de ovinos e caprinos não lactantes eram constituídas principalmente por tecido intersticial, feixes de fibras de colagénio, fibras elásticas e uma grande quantidade de tecido adiposo. Os elementos do tecido glandular apresentavam-se como pequenos lóbulos isolados formados principalmente por ductos intra-lobulares e alguns pequenos alvéolos redondos revestidos por células cuboidais simples com núcleos pequenos e células mioepiteliais presentes entre o epitélio dos ductos ou alvéolos e a sua membrana basal.

4.6.2 Cisterna de tetina

No presente estudo, a cabra tem apenas um seio, um canal e um orifício de teta. No entanto, havia 2 a 3 cisternas de teta na égua e na porca, 8 a 12 na gata e na cadela, e um número semelhante de canais e orifícios de teta foi registado nos animais acima referidos e referido por Nickel *et al.* (1981) e Trautmann e Fiebiger (2002). Kausar *et al.* (2001) registaram duas cisternas numa única teta numa vaca camelo corcunda e Reece (2005) registou dez a vinte canais em roedores e primatas. No presente estudo, a cavidade que fica imediatamente adjacente ao canal da teta é chamada de cisterna da teta, que era maior e mais extensa nas cabras. Ela armazena o leite que sai da glândula. A cisterna da glândula continua no parênquima glandular do úbere. Nas tetas destas espécies foram encontrados dois ou três seios nasais e um número semelhante de canais e orifícios nas tetas destas espécies. Os orifícios do canal da teta eram iguais em número de canais da teta e de seios nos carnívoros, com 5 a 7 na gata ou 8 a 12 na cadela, em cada teta. Estes eram seios extremamente pequenos que recebiam leite dos dutos de leite aferentes. Essas cavidades não estavam conectadas a nenhum outro sistema de cavidades no complexo mamário. De acordo com Smallwood (1993) o seio da teta é contínuo dorsalmente na corça com uma cavidade irregular na parte inferior da glândula. O seio da teta era grande e o canal da teta tinha menos de 1 cm. Na cabra, o epitélio colunar simples reveste a cisterna da teta, enquanto que na ovelha em lactação o epitélio colunar estratificado reveste a cisterna da teta. De acordo com Frandson *et al.* (2009), a cisterna da teta estava ligada ao exterior da teta por uma pequena abertura na extremidade da teta. O canal da tetina é também conhecido como canal da raia ou ducto papilar, que se abre no ostium papillae. De acordo com Paramasivan *et al.* (2013), o canal da raia dos bovinos tinha cerca de 8,5 mm de comprimento e o seu lúmen era geralmente fechado por pregas epiteliais que pressionavam a parede do canal da raia para dentro, deixando apenas uma potencial abertura em forma de estrela. No entanto, Paul *et al.* (2013) descobriram que a cisterna da teta de vacas desi e cruzadas era revestida por epitélio escamoso estratificado queratinizante. Roy (1979) encontrou resultados comparáveis em cabras. Nesta investigação, o estroma subepitelial consistia em vasos sanguíneos com tecido conjuntivo frouxo, incluindo células e glândulas tubulares enroladas simples. Essa observação é consistente com as descobertas de Paramasivan *et al.* (2013) de que as células de revestimento das glândulas lactíferas acessórias secretam lipídios que, juntamente com a queratina, desempenham um papel significativo no desenvolvimento do tampão de queratina entre a ordenha e durante os períodos de seca. Este tampão de queratina actua como uma barreira contra a invasão bacteriana. O seio da teta tem um epitélio estratificado escamoso queratinizado que reveste a parede externa. Verificou-se que a derme era desprovida de folículos pilosos, glândulas sudoríparas ou sebáceas nas tetas, mas existiam numerosas glândulas sebáceas e pêlos finos. Trautmann e Fiebiger (2002) obtiveram resultados semelhantes em éguas, gatas e cadelas.

A cisterna da teta das cabras não lactantes era revestida por epitélio colunar que se transformava abruptamente em epitélio escamoso estratificado do canal da rafe. Uma grande rede de fibras elásticas atravessava a lâmina própria. Observações semelhantes foram efectuadas por Trautmann e Fiebiger (1957) em ruminantes, tendo sido observadas duas a três camadas de células cuboidais na cabra. Esta observação foi apoiada por Bhatia e Shankar (1981) que descobriram glândulas suplementares na túnica própria do canal da raia e na cisterna da teta. No presente estudo foram registadas duas camadas de epitélio colunar na cisterna da teta da cabra. Isto está de acordo com Sulochana (1981) em cabras e Banks (1981) em vacas.

4.6.3 Canal da teta

Durante as diferentes fases da lactação, o seio da glândula surgiu como ductos ramificados revestidos por uma dupla camada de epitélio cuboidal a epitélio cuboidal estratificado. No animal púbere, continua a descer como um canal da teta, que mais tarde se converte em epitélio colunar estratificado durante a fase de lactação (Fig. 4.6.3)

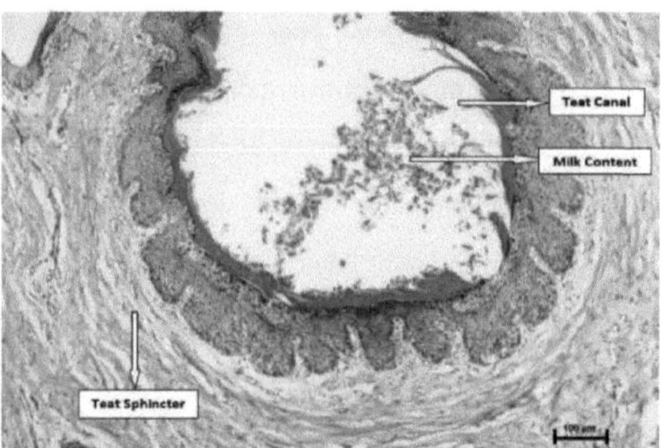

Fig. 4.6.3 Microfotografia da glândula mamária mostrando o canal da teta e o esfíncter da teta H & E Stain 100 X

O **estroma** subepitelial continha células de tecido conjuntivo e as fibras elásticas tornaram-se significativamente mais grossas na cabra em lactação. Isto é consistente com a observação de Bhatia e Shankar (1981) em cabras. De acordo com Sulochana (1983), o canal da teta das ovelhas é revestido por epitélio escamoso cornificado em camadas, adjacente a uma zona vascular na lâmina própria. No presente estudo, as glândulas e ductos **lactíferos** acessórios foram também observados no tecido estromal da cabra em fase de lactação e estendiam-se para baixo até ao canal da teta. Sulochana (1983) encontrou resultados comparáveis em ovelhas, na fase de gestação e de lactação. Apenas as tetas em lactação tinham glândulas tubulo-alveolares compostas acessórias bem desenvolvidas, encontradas na túnica própria, principalmente na parede do canal da teta e na cisterna da teta. Estas observações corroboram os achados de Brooker, (1984) e Bhatia & Shankar (1981). O canal da teta, que nos animais púberes estava completamente desenvolvido e revestido por epitélio colunar estratificado, converteu-se mais tarde em epitélio colunar estratificado durante a gestação e a lactação. Este facto é consistente com os resultados de Bhatia e Shankar (1981) em cabras. No presente estudo, as células do tecido conjuntivo foram encontradas no estroma sub-epitelial e as fibras elásticas no tecido estromal na fase de lactação cresceram substancialmente mais grossas. Sulochana (1983) também afirmou que o canal da teta era delimitado por camadas de epitélio escamoso cornificado rodeado por uma zona vascular.

4.6.4 Canal de escoamento

No presente estudo, o canal da raia constituía a secção distal do sistema de ductos e era revestido pelo epitélio que se estendia a partir da epiderme da teta. O epitélio escamoso estratificado e queratinizado delimitava o canal da raia. Na roseta de Furstenberg, o epitélio de revestimento do canal da raia mudou de epitélio estratificado escamoso queratinizado para epitélio cuboidal com duas camadas de células. O sub-epitélio da roseta de Furstenberg estava dobrado em dobras primárias e secundárias que se projetavam para o lúmen. Achados semelhantes foram registados por Nigam e Tyagi (1970) em búfalos e por Kausar *et al.* (2001) em camelos.

Na região de Furstenberg da teta de cabra, havia 6 a 10 pregas de tecido conjuntivo. Os plasmócitos eram o tipo de células mais numeroso no subepitélio do estoma, na junção escamo-colunar, onde se deslocavam para o revestimento epitelial. Foram também observados mastócitos e leucócitos nucleares polimorfos. A região da roseta pode ter um papel fundamental na proteção do tecido mamário contra infecções. No epitélio secretor, os grânulos de glicogénio foram encontrados em menor quantidade. Estes resultados corroboram os resultados de Nickerson e Paukely (1983), enquanto Celik e Asti (1992) encontraram um aumento da concentração de células plasmáticas no tecido conjuntivo subepitelial da roseta de Furstenberg. O estroma subepitelial do canal da estria em pequenos ruminantes lactantes e secos era composto por fibras de colagénio com uma pequena quantidade de fibras elásticas e reticulares. As fibras de colagénio foram as principais responsáveis pela formação da membrana basal do epitélio. O epitélio que se estende da epiderme da teta reveste o canal da raia, que é a parte distal do sistema de ductos. Nigam e Tyagi (1970) encontraram epitélio estratificado escamoso queratinizado revestindo o canal da raia em búfalas. Kausar *et al.* (2001) relataram achados semelhantes em camelos. As pregas primárias e secundárias que se projetavam para dentro do lúmen eram formadas no estroma subepitelial da roseta. De acordo com Celik e Asti (1992), o aumento mais dramático na concentração de células plasmáticas no epitélio e no tecido conjuntivo subepitelial da roseta de Furstenberg. Na teta bovina, Nickerson e Pankey (1983) encontraram de seis a dez dobras de tecido conjuntivo na região de Furstenberg. No presente estudo, observou-se que o plasmócito era o tipo de célula mais numeroso no estroma subepitelial na junção escamo-colunar e que chegou a migrar para o revestimento epitelial. Para além disso, estavam também presentes leucócitos polimorfonucleares e mastócitos. A área da roseta pode desempenhar um papel fundamental na proteção do tecido mamário contra infecções.

O epitélio dos pequenos ruminantes gestantes e lactantes estava rodeado por um esfíncter constituído por feixes espessos de músculo liso. As fibras musculares lisas eram também visíveis à volta do canal estriado como fibras isoladas. Pensa-se que, nos pequenos ruminantes em lactação, um esfíncter muscular mais desenvolvido no canal da teta ajuda a manter o fecho apertado do canal da teta, reduzindo a infeção intramamária em todo o canal da teta. As glândulas acessórias presentes na região da cisterna da teta estavam conspicuamente ausentes na região do canal da raia. Em búfalas, Krishnaswamy *et al.* (1965) encontraram um esfíncter muscular da teta bem desenvolvido.

4.7 Micrometria da glândula mamária da cabra Barbari

No presente estudo, a observação micrométrica de diferentes parâmetros da glândula mamária da cabra Barbari foi feita utilizando o micrómetro ocular, após o cálculo da calibração com o micrómetro de fase, e as observações foram registadas no Quadro n.º 3. 3, enquanto a análise estatística é apresentada no quadro n.º 4. 4. Para a análise estatística dos dados, foi utilizado o programa SPSS® 26.0 for window

4.7.1 Diâmetro médio dos alvéolos (µm)

O diâmetro médio dos alvéolos na cabra Barbari variou de 22,10 a 37,15 µm. A média foi de 30,34 ± 0,91, respetivamente. Essas observações estão de acordo com a descoberta de Shivprasad (2018) em cabras em lactação e não lactantes variou de 108,01 a 132,01 µm e 25,01 a 38,12 µm, respetivamente. A média foi de 117,71 ± 0,96 e 33,69 ± 0,38 µm. Os valores médios do diâmetro dos alvéolos apresentaram diferença significativa entre as fases de lactação e não lactação.

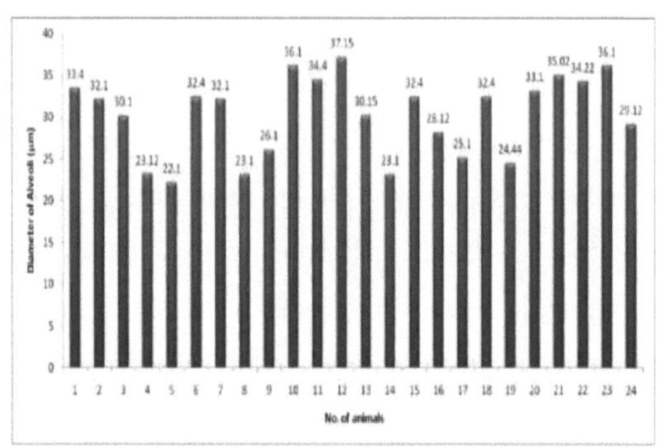

Fig. 4.7.1 Histograma que mostra o diâmetro médio dos alvéolos (µm)

4.7.2 Diâmetro médio dos lóbulos (mm)

O diâmetro médio dos lóbulos nas cabras Barbari variou de 0,10 a 0,71 mm e a média foi de 0,29 ± 0,04 mm. Estes resultados são consistentes com os de Sulochana *et al.* (1981a) que mediram lóbulos em cabras com 0,5 a 1,5 mm de comprimento e 0,5 mm de largura. Bhatia e Sahai (1979) verificaram que, em búfalas lactantes e não-lactantes, o número médio de alvéolos era de 70,5 e 24,52 mm por campo do microscópio. Kausar *et al.* (2001) em dromedários. Eitedal *et al.* (2009), em cabras, e Shivprasad (2018), em ovinos e caprinos, também registaram resultados semelhantes.

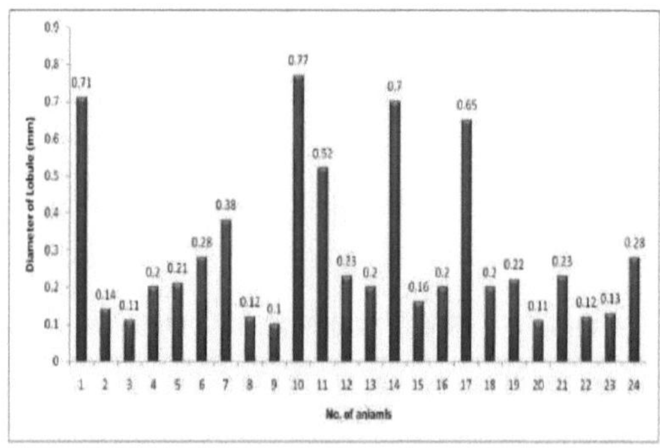

Fig. 4.7.2 Histograma do diâmetro médio dos lóbulos (mm)

4.7.3 Número de alvéolos por lóbulo/1 cm^2

O número de alvéolos por lóbulo/1 cm^2 na cabra Barbari variou de 526 a 860 e a média foi de 658,70 ± 18,39 por lóbulo/cm. Achados semelhantes foram observados por Shivprasad (2018) em cabras em lactação e não-lactantes, variando de 1108 a 2315 e 510 a 860, respetivamente. A média foi de 1616,57 ± 76,79 e 664,80 ± 15,81 por lóbulo/cm2. Sulochana *et al.* (1981) observaram que, num lóbulo ativo, o número de alvéolos variava entre 100 e 300, dependendo do tamanho do lóbulo e da condição reprodutiva do animal.

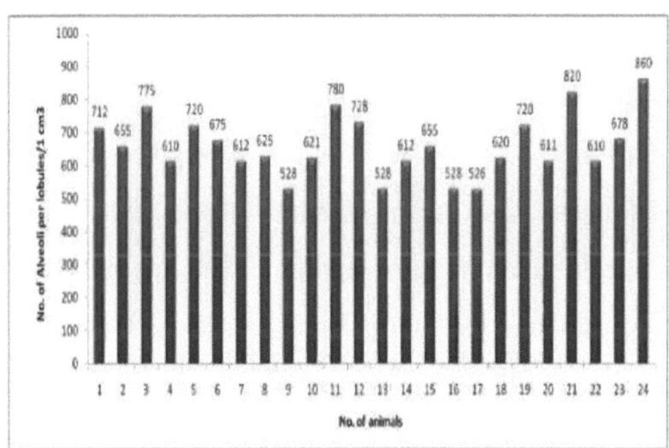

Fig. 4.7.3 Histograma do número de alvéolos por lóbulo/1 cm cúbico^2

4.7.4 Diâmetro médio do lúmen alveolar (µm)

O diâmetro médio do lúmen alveolar (µm) na cabra Barbari variou de 0,12 a 1,45 µm e a média foi de 0,91 ± 0,05 µm. Esses resultados corroboram com os achados de Shivprasad (2018) em cabras lactantes e não lactantes variaram de 0,98 a 1,52 µm e 0,52 a 1,46 µm, respetivamente. A média do lúmen alveolar foi de 1,20 ± 0,03 e 0,94 ± 0,02 µm. O diâmetro médio do lúmen alveolar mostrou uma diferença significativa entre as fases de lactação e não lactação.

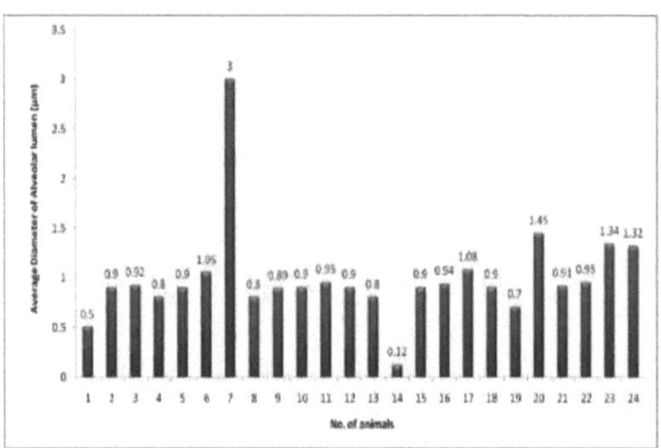

Fig. 4.7.4 Histograma que mostra o diâmetro médio do lúmen alveolar (µm)

4.7.5 Altura do epitélio alveolar (µm)

A altura do epitélio alveolar (µm) na cabra Barbari variou de 3,02 a 10,60 µm e a média foi de 6,58 ± 0,42. A altura média das células alveolares foi maior na glândula ativa do que na glândula menos ativa. A altura do epitélio dos ductos intralobulares variou significativamente na glândula mamária de diferentes estádios da cabra. Esses resultados corroboram com os achados de Shivprasad (2018) em cabras lactantes e não lactantes variaram de 14,10 a 18,1 µm e 4,02 a 10,61 µm, respetivamente. A média foi de 16,27 ± 0,12 µm e 7,26 ± 0,26 µm.

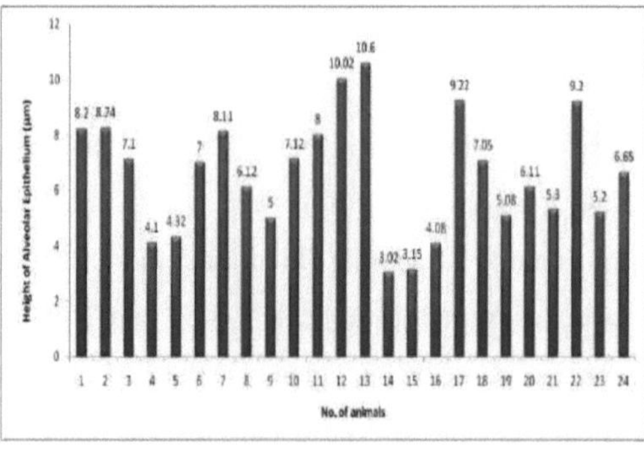

Fig. 4.7.5 Histograma que mostra a altura do epitélio alveolar (µm)

4.7.6 Largura do epitélio alveolar (µm)

A largura do epitélio alveolar (µm) na cabra Barbari variou de 4,08 a 12,12 µm e a média foi de 8,16 ± 0,51 µm. Esses resultados corroboram com os achados de Shivprasad (2018) em cabras em lactação e não lactantes variaram de 13,11 a 34,43 µm e 4,09 a 12,12 µm, respetivamente. A média foi de 23,85 ± 1,18 e 7,71 ± 0,39 µm. A largura do epitélio alveolar na fase de lactação foi significativamente maior do que a medida na fase de não lactação. Os valores médios da largura do epitélio alveolar mostraram uma diferença significativa entre as fases de lactação e não lactação.

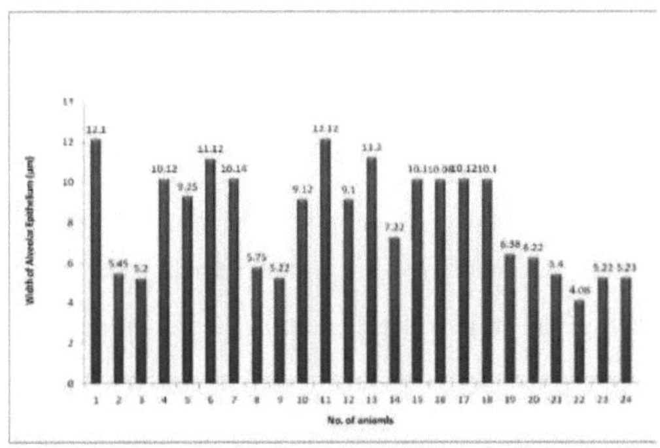

Fig. 4.7.6 Histograma que mostra a largura do epitélio alveolar (µm)

4.7.7 Diâmetro do epitélio alveolar (µm)

O diâmetro do epitélio alveolar na cabra Barbari variou de 0,24 a 0,62 µm e a média foi de 0,48 ± 0,03 µm. Esses resultados corroboram com os achados de Shivprasad (2018) em cabras em lactação e não lactantes variaram de 0,92 a 1,18 µm e 0,26 a 0,81 µm, respetivamente. A média foi de 1,07 ± 0,01 e 0,51 ± 0,02 µm. Os valores médios do diâmetro do epitélio alveolar apresentaram diferença significativa entre as fases de lactação e não lactação.

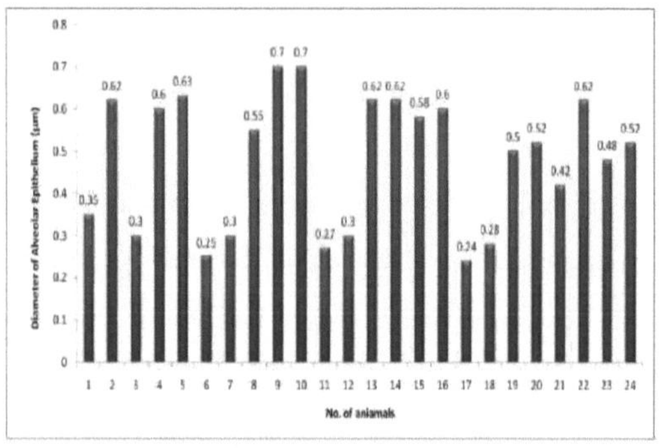

Fig. 4.7.7 Histograma que mostra o diâmetro do epitélio alveolar (µm)

4.7.8 Diâmetro médio do ducto interlobular (µm)

O diâmetro médio do ducto inter-lobular na cabra Barbari variou de 58 a 86 µm e a média foi de 72 ± 1,85 µm. Observações semelhantes são relatadas por Shivprasad (2018) em cabras em lactação e não lactantes variaram de 108 a 267 µm e 61 a 89 µm. A média foi de 158,30 ± 5,21 e 71,50 ± 1,41 µm. Os valores médios do diâmetro do ducto interlobular mostraram uma diferença significativa entre as fases de lactação e não lactação

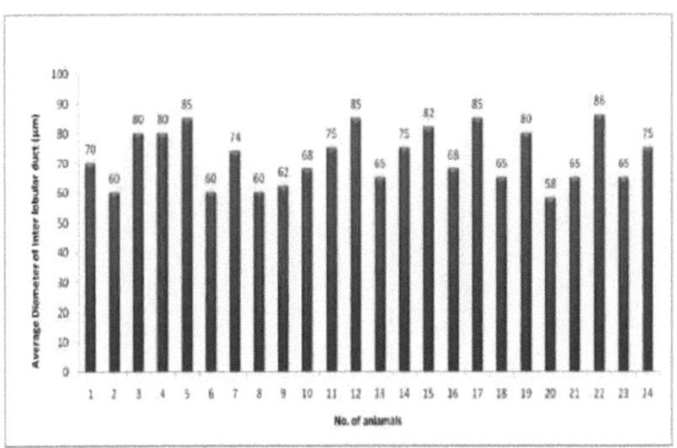

Fig. 4.7.8 Histograma que mostra o diâmetro médio do ducto interlobular (µm)

4.7.9 Diâmetro médio do ducto intra-lobular (µm)

O diâmetro médio do ducto intra-lobular na cabra Barbari variou de 32 a 62 µm e a média foi de 44,70 ± 2,15 µm, respetivamente. Observações semelhantes são relatadas por Shivprasad (2018) em cabras em lactação e não lactantes variaram de 59 a 99 µm e 33 a 66 µm, respetivamente. A média foi de 75,37 ± 1,34 e 47,90 ± 1,67 µm. Os valores médios do diâmetro do ducto intra-lobular mostraram diferença significativa entre as fases de lactação e não-lactação.

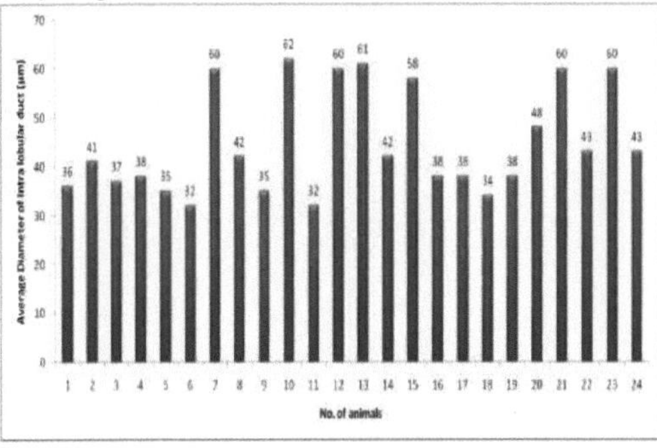

Fig. 4.7.9 Histograma que mostra o diâmetro médio do ducto intra-lobular

(µm)

Tabela 1. Observação biométrica dos vários parâmetros da glândula mamária da cabra Barbari

S.No.	Length of Udder (cm)	Width of Udder (cm)	Depth of Udder (cm)	Length of Teat		Diameter of Teat		Distance Between Teat (cm)
				Left Teat	Right Teat	Left Teat	Right Teat	
1	14.02	14.65	9.00	3.59	3.58	3.50	3.51	4.03
2	15.28	15.58	8.05	3.65	3.67	3.62	3.65	5.04
3	15.00	10.75	8.80	2.03	2.04	0.75	0.76	7.52
4	12.65	15.62	9.20	3.00	3.01	1.96	1.98	4.64
5	12.93	13.98	8.08	2.92	2.90	1.98	2.00	4.32
6	13.45	11.44	9.00	1.94	1.98	0.74	0.75	6.70
7	14.75	15.75	8.06	3.55	3.56	3.55	3.57	3.55
8	13.58	13.98	8.07	3.00	3.01	3.05	3.07	5.00
9	16.20	15.60	8.02	6.00	6.02	2.60	2.66	5.02
10	16.22	11.60	7.80	2.05	2.04	0.82	0.80	7.78
11	12.42	15.02	9.95	3.02	3.00	3.75	3.74	3.96
12	13.64	14.75	9.05	3.60	3.64	3.65	3.66	6.00
13	15.40	15.00	8.04	3.66	3.62	3.62	3.60	5.03
14	15.70	10.55	7.00	1.95	1.98	0.75	0.74	8.00
15	14.02	14.56	9.02	3.52	3.55	3.48	3.50	4.07
16	13.63	11.62	8.60	2.02	2.03	1.62	1.62	7.28
17	14.50	14.70	8.08	3.24	3.64	3.34	3.35	5.58
18	12.30	11.55	8.00	1.88	1.96	0.76	0.76	7.12
19	12.64	15.04	9.28	3.02	3.00	3.78	3.76	3.97
20	15.60	10.50	8.40	2.06	2.05	0.77	0.78	7.58
21	14.02	14.80	9.02	3.00	3.76	3.48	3.68	4.65
22	13.75	14.64	9.03	3.74	3.75	3.76	3.77	5.05
23	12.54	10.72	9.00	2.03	2.04	0.75	0.76	7.78
24	13.45	14.73	9.02	3.75	3.75	3.72	3.70	4.67

Tabela 2. Análise estatística da observação biométrica de vários parâmetros da glândula mamária da cabra Barbari

S.No.	Parameters	Minimum	Maximum	Mean ± SE	S.D.	C.V.
1	Length of Udder (cm)	12.30	16.22	14.07 ± 0.24	1.189	8.453
2	Width of Udder (cm)	10.50	15.75	13.63 ± 0.38	1.864	13.677
3	Depth of Udder (cm)	7.0	9.95	8.59 ± 0.12	0.629	7.325
4	Length of Left Teat (cm)	1.88	6.00	2.86 ± 0.13	0.68	23.80
5	Length of Right Teat (cm)	1.96	3.76	3.06 ± 0.19	0.937	30.586
6	Diameter of Left Teat (cm)	0.74	3.75	2.24 ± 0.25	1.251	50.242
7	Diameter of Right Teat (cm)	0.74	3.76	2.50 ± 0.25	1.259	50.237
8	Distance between Teat (cm)	3.55	8.00	5.59 ± 0.29	1.438	25.707

Tabela 3. Observação micrométrica dos vários parâmetros da glândula mamária da cabra Barbari

S. no	Diameter of Alveoli (µm)	Diameter of Lobule (mm)	No. of Alveoli per lobules/1 cm^3	Average Diameter of Alveolar lumen (µm)	Height of Alveolar Epithelium (µm)	Width of Alveolar Epithelium (µm)	Diameter of Alveolar Epithelium (µm)	Average Diameter of Inter lobular duct (µm)	Average Diameter of Intra lobular duct (µm)
1	33.40	0.71	712	0.50	8.20	12.10	0.35	70	36
2	32.10	0.14	655	0.90	8.24	5.45	0.62	60	41
3	30.10	0.11	775	0.92	7.10	5.20	0.30	80	37
4	23.12	0.20	610	0.80	4.10	10.12	0.60	80	38
5	22.10	0.21	720	0.90	4.32	9.25	0.63	85	35
6	32.40	0.28	675	1.05	7.00	11.12	0.25	60	32
7	32.10	0.38	612	03	8.11	10.14	0.30	74	60
8	23.10	0.12	625	0.80	6.12	5.75	0.55	60	42
9	26.10	0.10	528	0.89	5.00	5.22	0.70	62	35
10	36.10	0.77	621	0.90	7.12	9.12	0.70	68	62
11	34.40	0.52	780	0.95	8.00	12.12	0.27	75	32
12	37.15	0.23	728	0.90	10.02	9.10	0.30	85	60
13	30.15	0.20	528	0.80	10.60	11.20	0.62	65	61
14	23.10	0.70	612	0.12	3.02	7.22	0.62	75	42
15	32.40	0.16	655	0.90	3.15	10.10	0.58	82	58
16	28.12	0.20	528	0.94	4.08	10.08	0.60	68	38
17	25.10	0.65	526	1.08	9.22	10.12	0.24	85	38
18	32.40	0.20	620	0.90	7.05	10.10	0.28	65	34
19	24.44	0.22	720	0.70	5.08	6.38	0.50	80	38
20	33.10	0.11	611	1.45	6.11	6.22	0.52	58	48
21	35.02	0.23	820	0.91	5.30	5.40	0.42	65	60
22	34.22	0.12	610	0.95	9.20	4.08	0.62	86	43
23	36.10	0.13	678	1.34	5.20	5.22	0.48	65	60
24	29.12	0.28	860	1.32	6.65	5.23	0.52	75	43

Tabela 4. Análise estatística da observação micrométrica de vários parâmetros da glândula mamária da cabra Barbari

S.No.	Parameters	Minimum	Maximum	Mean ± SE	S.D.	C.V.
1	**Diameter of Alveoli (μm)**	22.10	37.15	30.34 ± 0.91	4.46	14.72
2	**Diameter of Lobule (mm)**	0.10	0.77	0.29 ± 0.04	0.20	71.68
3	**No. of Alveoli per lobules/1 cm^3**	526	860	658.70 ± 18.39	90.11	13.68
4	**Average Diameter of Alveolar lumen (μm)**	0.12	1.45	0.91 ± 0.05	0.25	28.09
5	**Height of Alveolar Epithelium (μm)**	03.02	10.60	6.58 ± 0.42	2.07	31.5
6	**Width of Alveolar Epithelium (μm)**	04.08	12.12	8.16 ± 0.51	2.54	31.10
7	**Diameter of Alveolar Epithelium (μm)**	0.24	0.62	0.48 ± 0.03	0.15	31.60
8	**Average Diameter of Inter lobular duct (μm)**	58	86	72 ± 1.85	9.09	12.63
9	**Average Diameter of Intra lobular duct (μm)**	32	62	44.70 ± 2.15	10.53	23.56

CAPÍTULO 5: RESUMO E CONCLUSÃO

O presente estudo foi efectuado no âmbito de "Gross Morphological & Histological Studies on Mammary gland of Barbari goat". Para o presente estudo, foram utilizadas 24 cabras Barbari para os estudos morfológicos macroscópicos e, para os estudos histológicos, foram colhidas 24 glândulas mamárias de cabras Barbari imediatamente após o abate no matadouro de Barabanki. As amostras de tecido foram recolhidas para estudo histológico.

O úbere está situado na região inguinal dos pequenos ruminantes e as duas glândulas (a esquerda e a direita) estão situadas de cada lado da linha média ventral, com o sulco mamário mediano a marcar externamente as duas metades. A glândula possui duas glândulas (duas metades), cada uma das quais com uma teta que desemboca numa única teta com um único orifício. A glândula é coberta por uma pele pigmentada com pêlos finos até à base da teta. O úbere das cabras tinha um aspeto mais semelhante a um saco e a teta tinha uma forma cónica e sobressaía do úbere como um funil. A teta é constituída por três partes: o orifício externo da teta, o canal da teta e a cisterna da teta.

O úbere da cabra Barbari tem uma estrutura histológica básica semelhante: a histoarquitectura da glândula mamária com o seu sistema de ductos intralobulares, os lóbulos constituídos por múltiplos alvéolos e o estroma de tecido conjuntivo que dividia o parênquima em lóbulos visíveis e lóbulos era evidente. Cada alvéolo estava separado por tecido conjuntivo interalveolar. No entanto, não havia lobulação distinta na glândula mamária não lactante.

Os lóbulos estavam separados do tecido conjuntivo interlobárico. Uma única camada de epitélio revestia os alvéolos entre o epitélio e a membrana basal, e foram encontradas células mioepiteliais. Na glândula mamária em lactação, a concentração de fibras elásticas e reticulares aumentou, ao passo que na glândula mamária não lactante se observaram fibras elásticas espessas.

O parênquima da glândula mamária dos pequenos ruminantes é constituído principalmente por unidades secretoras alveolares e respectivos ductos. Estas estruturas são circundadas por fibras de tecido conjuntivo, nervos, vasos sanguíneos e células adiposas. O septo interalveolar é constituído por fibras elásticas, colagénicas e reticulares, fibras musculares lisas, fibroblastos, feixes nervosos e células adiposas. A cabra não lactante tinha apenas a cisterna da glândula e a cisterna da teta e o tecido adiposo foi substituído por tecido conjuntivo em crescimento e as fibras musculares lisas estavam ausentes. As fibras do tecido conjuntivo dos ductos interlobulares eram responsáveis pelo suporte interno do ducto. O diâmetro dos lóbulos, o número de alvéolos por lóbulo, o diâmetro dos alvéolos, a altura e a largura das células epiteliais que revestem os alvéolos e o diâmetro do lúmen alveolar alteraram-se significativamente entre a fase seca e a fase de lactação da glândula mamária das cabras. Também se observaram alvéolos activos e em repouso na fase de lactação; no entanto, na fase seca, a maioria dos alvéolos apresentava alterações degenerativas e células descamadas no lúmen alveolar. A quantidade de citoplasma é reduzida da fase de lactação para a fase de não-lactação. Na fase de lactação, os núcleos do epitélio que reveste os alvéolos eram grandes e vesiculares, ao passo que na fase de não lactação os núcleos eram pequenos.

Os corpora amylacea foram identificados como massas concentricamente laminadas com algumas estruturas semelhantes a gotículas no centro, redondas, ovais ou irregulares em forma de couve-flor. A ocorrência de corpos amiláceos tanto nos alvéolos como no tecido conjuntivo era frequente na fase não lactante. Eram constituídos por células descamadas e infiltradas que se tinham acumulado no lúmen e se tinham fragmentado, degenerado e lisado numa massa sólida semelhante a um nódulo. As glândulas mamárias em involução tinham mais concreções intersticiais de corpos amiláceos. Na fase seca, apenas algumas células fagocíticas mononucleares eram visíveis no lúmen dos alvéolos em regressão. O aumento do tamanho da glândula mamária foi atribuído ao crescimento excessivo das células alveolares e à expansão dos alvéolos com secreção. Na fase de lactação, o tecido adiposo foi substituído por tecido conjuntivo em desenvolvimento e a fração relativa do tecido interlobular diminuiu com um aumento do tamanho alveolar do que na fase seca. Os alvéolos dos animais secos revelaram alterações degenerativas, e o lúmen dos alvéolos e dos ductos foi destruído. A ação involuntária aumentou as fibras do tecido conjuntivo nas glândulas mamárias das cabras secas.

Tanto nas glândulas mamárias lactantes como nas não lactantes dos pequenos ruminantes, a teta apresenta uma estrutura comparável. A parede da teta é constituída por três camadas, a primeira das quais é a pele normal, constituída por epiderme e derme e com alguns pêlos minúsculos, geralmente ligados a grupos de glândulas sebáceas. A camada fibro-muscular é a segunda camada, que é a mais espessa e constitui a maior parte da espessura da parede da teta. Os seus constituintes primários incluem vasos sanguíneos, tecido conjuntivo forte composto por um feixe de fibras de colagénio, fibroblastos e fibras elásticas, e havia numerosos pequenos grupos de glândulas acessórias, particularmente na base da teta. O canal da teta era dobrado longitudinalmente, revestido por epitélios semelhantes aos da pele normal e rodeado por um sistema músculo-elástico integrado em forma de rede que lhe permitia abrir e fechar facilmente. Havia uma cavidade na cisterna da teta que era proximal ao canal da teta. Cada teta tinha apenas um seio, um canal de teta e um orifício de teta. A cisterna da glândula continuava no parênquima glandular do úbere.

Referências

Adam, Z. E. A. S., Ragab, G. A. N., Awaad, A. S., Tawfiek, M. G., & Maksoud, M. K. M. A., (2017), Anatomia macroscópica e ultrassonografia do úbere em cabras. *Journal of Morphological Sciences, 34*(03), Pp:137-142.

Agarwal, K. P, S. P. Prasad e N. K. Bhattacharya (1978), Development of Mammary Gland in female Barberi goats. *Indian Journal of Animal Sciences,* 48 (3):Pp;181-186.

Akers, R. M. (2002), In "Lactation and Mammary gland" 1st, Blackwell publishing, Ames, USA.

Anil Kumar B. P., L. K. Kushwaha e S. S. Kundu (2004), em "Buffalo Production: an overview - Buffalo Production under Different Climatic Regions" 1 st Edn. Publicação I.G.F.R.I e I.C.A.R., Índia. Pp:86.

Aridany Sua rez T., J. Capoteb, A. A. Elloc, N. Castroc, A. M. DelaNuezc, T. Alexander, J. Moralesa e M. A. Riveroa (2012), Efeitos da raça e da frequência de ordenha nas estruturas histológicas do úbere em cabras leiteiras. *Jornal de Pesquisa Animal Aplicada,* 41 (2), Pp;166-172.

Arnold, J. P., and A. F. Weber (1977), Occurrence and fate of corpora amylacea in bovine udder. *American. Journal of Veterinary Research.* 38 (6): Pp;879 - 81.

Arzumanyan, E. A. (1960). Izv. Timiryazev. Selskohoz, Acad. 5: Pp;160.

Aspinall V., M. Cappello, S. Bowden A. e Jeffery (2009) In "Introduction to Veterinary Anatomy" Butterworth Heinemann Elsevier, London, Pp: 130-13

Aughey, E. e F. L. Frye (2001), Comparative Veterinary Histology with clinical Correlates, Manson Publishing Ltd., UK, Pp:194-195.

Baccha, L. M e M. L. Baccha (2000), In "Color Atlas of Veterinary Histology" 2 nd Edn. Lippincott Williams and Wilkins, Philadelphia. Pp:85-119.

Bancroft, J.D. e Gamble, M. (2003), Theory and Practice of Histological Technique. 5th edn., Churchill and Livingstone, Nova Iorque.

Banerjee, G. C. (2008), In "A Text book of Animal Husbandry. Edn. 8th, Oxford e IBH Publishing. Co. Pvt. Ltd, Nova Deli, Pp:340-345.

Banks, W. J. (1981), In "Applied Veterinary Histology". Williams and Wilkins. Baltimore. Londres. Pp:349-357.

Bentivoglio, F. (1986), Histological and histochemical studies on mammary development in pregnant goats. Archiv-fur-Tierheilkunde.Pp;128: 42.

Bhatia, S. K, e R.Sahai (1979), Histomorfologia das glândulas mamárias de búfalas de água (Babulus bubalis) da raça murrah. *Indian. Journal. Zootomy.* **20**: Pp;103-106.

Bhatia, S. K. e V. Shankar (1981), Histomorphology of the teat of domestic goats (Capra hircus). *Indian. Veterinary. Journal.* 58: Pp:473 - 477.

Bloom, W. e D. W. Fawcett (1994), In "A Text book of Histology". 12th Edn. Chapman and Hall, Saunders Company Philadelphia. Pp:907 - 916.

Bragulla, H. e H. E. Koing (2004), In "Mammary gland in Veterinary Anatomy of Domestic Mammals- Textbook and Color Atlas" Pp:595-603.

Breazile, J. E. (1971), In "Lactation: Veterinary Physiology". Lea and Fibiger, Philadelphia. 2nd Ed. Pp:534 - 539.

Brooker, B. E. (1984), Ultra-structural study of the mammary gland of the lactating ewe. American. *Journal of Veterinary. Research.* 32: Pp;879-881.

Calhoun M. L. e A. W. Stinson (1981), Textbook of Veterinary Histology (EDS) Dellman, H. D. e E. M. Brown. 2nd Edn. Lea and Febiger. Philadelphia. Pp: 401.

Capuco A. V., D. L. Wood, R. Baldwin, K. Mcleod e M. Paape (2001), Mammary cell number, proliferation, and apoptosis during a bovine lactation: Relação com a produção de leite e o efeito da bST. *Journal of Dairy Science.* 84: Pp;2177-2187.

Capuco A. V., R. M. Akers e J. J. Smith (1997), Crescimento mamário em vacas Holstein durante o período seco: Quantificação de ácido nucleico e histologia. *Journal of Dairy Science,* 80: Pp;477-487.

Caruolo, E. V (1980), Scanning electron microscopic visualization of the mammary gland secretory unit and myoepithelial cells. *Journal of Dairy Science.* 63(12): Pp;122- 124.

Celik, I e Asti, R.N. (1992), Veterinary -Fakultesi-Dergisi-Selcuk-Universitesi" 8:Pp;6

Chandrasekar T., K. S. Das, S. A. Bhat, J. K. Singh, T. Parkunanan, K. P. Japheth, M. R. Thul e P. Bhar (2016), Relationship of prepartum udder and teat measurements with subsequent milk production traits in primiparous NiliRavi buffaloes. Mundo Veterinário. 9: Pp:1173 - 1178.

Cowie A. T. e J. S. Tindal (1971), In "The Physiology of Lactation" Baltimore: Williams and Wilkins.

Cowie, A. T. (1957), Mammary development and lactation. In "Progress in the Physiology of the farm Animals" Vol. 3. (Ed.) Hammond J., Butterworth's Scientific Publications, London. Pp:907-961.

Cowie, A. T. e H. L. Buttle (1980), Lactation. In "Reproduction in Farm Animals" 4th Edn. E.S.E. Hafez. Le and Febiger. Philadelphia, Pp:284-303.

Culling, C. F. A. (1969), In "Handbook of Histopathological technique (including museum technique)". 2nd Edn. Butter worth and Co., Philadelphia and London. Pp:228 - 238 e 477 - 479.

Culling, C.F.A. (1974), Handbook of histochemical technique, 3rd edition, Butterworths & Co. Ltd. Pp: 302.

Currie, B. F. (1995), Structure and Function of Domestic Animal. C. r. C press. London. Pp; 381-396

Dash, S. (2017), Contribution of livestock sector to indian economy (Contribuição do sector pecuário para a economia indiana). *Indian Journal. Research.* 6(1):Pp: 890-891.

Dellmann, H. D. (1987), In "Textbook of Veterinary Histology". 3ª Edn. Lea and Fibiger, Philadelphia. Pp:361 - 366.

Dellmann, H. D. e D. M. Brown (1976), In "Text book of veterinary Histology" Lea and Fibiger. Philadelphia Ed. Pp:193 - 194.

Dyce K. M., W. O. Sack e C. J. G. Wensing (2002), In "Text book of Veterinary Anatomy". 3ª Edn. W. B. Saunders Company, Philadelphia. Pp:723 - 731.

Elsayed Eitedal, H. El-Shafie, M. H. Saifelnasr, E. O. H. Abu e A. A. El- Ella (2009), Histological and histochemical study on mammary gland of Damascus goats through stages of lactation. *Small Ruminant Research Journal.* 85: Pp; 11-17.

Frandson D. R., W. L. Wilke e A. D. Fails (2009), Anatomy and physiology of farm animals. Edn. 7ª, Pp:449-456.

Gayer H., S. Oettli Rahm e H. Augsburger (1986), Involução da glândula mamária em cabras. Estudos histológicos e histoquímicos em vários momentos de secagem. Journal. Veterinary. Medicine. 33: Pp;451-473.

Holst B. D., W. L. Hurley e D. R. Nelson (1987), Involution of the bovine mammary gland: Alterações histológicas e ultra-estruturais. *J. Dairy Sci.* 70: Pp;935 - 944.

Humason, G,L. (1979), Animal Tissue Techniques. 2nd edn., W.H. Freeman Co., Londan.

Husbandry, B.A. (2024), Animal Husbandry Statistics Division. Department of Animal Husbandry, Dairying and Fisheries, Ministério da Agricultura, Governo da Índia.

Jacobson, N. L. (2000), The mammary gland and lactation (A glândula mamária e a lactação). Em Duke "s Physiology of Domestic Animals. Reimpressão da 9ª Edn. CBS. New Delhi. Índia. Pp:842-850.

James I. J., O. A. Osinowo e O. I. Adegbasa (2009), Evaluation of udder traits of west African Dwarf goats and Sheep in Ogun State, Nigeria (Avaliação das caraterísticas do úbere de cabras e ovelhas anãs da África Ocidental no Estado de Ogun, Nigéria). *Jornal de Agricultura. Ciência e Ambiente,* 9 (1):Pp;75 - 87.

Jan, O. (2012), em "The Course of Machine Milking in Small Ruminants" Capítulo 10, de Milk production, an up to late overview of animal nutrition, management and health, Pp:197 - 210.

Jane, E. V. (2014), Hierarquia Epitelial Mamária e Tumorigénese da Mama. Genes Dev. 23: Pp:2563-2577.

Jindal S.K. (1984), In "Goat Production". A Falcon Book From Cosmo Publications.

Joana R Lérias, Lorenzo E Hernández-Castellano,Aridany Suárez-Trujillo,Noemi Castro, Aris Pourlis and André M Almeida (2014),The mammary gland in small ruminants: major morphological and functional events underlying milk production a review, *Journal of Dairy Research* (2014) 81.Pp:304-318.

Katiyar, R. S. (1982), Gross, histological and certain histochemical observations on the mammary gland of buffalo (Bubalus bubalis).

Tese de doutoramento, C.S.A. University of Agriculture and Technology, Mathura, Índia.

Kausar R., A. Sarwar e C. S. Hayat (2001 a), Gross and Microscopic Anatomy of Mammary Gland of Dromedaries under different Physiological condition. *Pakistan Veterinary. Journal,* 21(4):Pp;201.

Kensinger R. S., R. J. Collier e F. W. Bazer (1986), Ultra structural changes in porcine mammary tissue during lactogenesis. *J. Anat.* 145:Pp; 49-59.

Krishnaswamy S., A. R. Venkatraman e K. Verma (1965), Studies on mastitis in cattle. *Indian Veterinary. Journal.* 42:Pp;92 - 103.

Kuiken J. R., Hill, D. L. e N. S. Lundquist (1956), A hyaline fibrin complex in the bovine mammary gland. *Journal of Dairy Science* 37: Pp;1299-1303.

Lérias, J. R., Hernández-Castellano, L. E., Suárez-Trujillo, A., Castro, N., Pourlis, A., & Almeida, A. M. (2014), The mammary gland in small ruminants: major morphological and functional events underlying milk production-a review. *Jornal de Investigação em Lacticínios, 81*(3), Pp;304-318

Linzell, J.L. (1995), Measurment of udder volume in live goats as an index of mammary growth and function. *J. Dairy Sci.* 49, Pp;307-311.

M. S. Hossaina, A. Akhtarc, M. H. Hossaind, M. P. Choudhuryb e F. Islam (2015), Práticas de criação de cabras na região sul do Bangladesh. Journal of Bioscience. Agricultura. Research. 05(02): Pp;59-64.

Mahdi, A. A. (2009), Anatomical with Histological structures of the Mammary gland in small ruminants. *Bas. Journal of Animal. Research,* 8 (2) Turk. Journal of Veterinary Animal. Science. 29:Pp;75-81.

Marion B., J. G. Flament, H. Jammes (2004), The number and activity of mammary epithelial cells, determining factors for milk production, HA. Id: hal - 00900498, https: //hal. Archives - ouvertes. Fr/hal - 00900498.

May, N. D. S. (1970), In "The Anatomy of Sheep-A dissection manual" 3rd Ed. University of Queensland Press, Austrália.

Mayer, G. e M. Klein (1961), Histologia e citologia da glândula mamária. Em "Milk - Mammary gland its secretion". Vol. I. (Eds.1) Kon, S. K. e A. T. Cowie. Academic Press, Londres. Pp:47-126.

McManaman, J. L. e M. C. Neville (2003), Mammary physiology and milk secretion. Advanced drug delivery reviews.

Mehta H. H., A. K. Patel, K. N. Nandasana, U. V. Ramani, P. G. Koringa, R. G. Shah, D. R. Barvalia, N. H. Kelawala, D. N. Rank, C. G. Joshi, K. M. Panchal e R. K. Kothari (2013), O efeito do tratamento hormonal na glândula mamária seca de búfalo Surati. *Jornal Internacional de Ciências Farmacêuticas e Biológicas,* 4 (1B): Pp;298- 308.

Merphan K. Y. (2014), Milk Traits and their Relationship with udder measurement in Awassi Ewes. *Jornal Iraniano de Ciências Animais Aplicadas.* 4(3): Pp. 521-526.

Michel, G. (1981), Histology of the cow's udder at individual stages of lactation. Monatshefle for Veterinarmedizin, 36 (14):Pp;537-541.

Michel, G. (1990), Histological studies on the innervations of the bovine mammary gland. Histochemical J. 22: Pp;180.

Morales T., E. Shapiro, N. Marina e F. Mena (2001), A inovação simpática da glândula mamária medeia a inibição reflexa da produção de leite induzida pela sucção em ratos. Physiology and Behavior. ELSEVIER. 74. (1- 2): Pp;37-43.

Morales, C.R. (1977), Ultraestrutura da glândula mamária da vaca durante a gestação e durante a secreção do colostro. Revista Militar de

Veterinaria, 24:Pp;148-149

Muammer T, C. Mehmet e G. Mustafa (2005), em "Relationships between Milk Yield and Udder Measurements in Brown Swiss Cows". Pp:10-2.

Munford, R. E. (1964), A review of anatomical and biochemical changes in the mammary gland with particular reference to quantitative methods of assessing mammary development. Dairy Science. Abst. 26, Pp;293-304.

Nagai, J. e Sarkar N. K. (1978), Relationship between milk yield yield and mammary gland development in mice. *Journal of Dairy Science.* 61. Pp:733-739.

Naik, G. S. (2015), Gross and Histomorphological studies on the mammary gland of Malnad Gidda cows in Karnataka. Tese apresentada ao Departamento de Anatomia e Histologia Veterinária da Faculdade de Veterinária, Bangalore Karnataka Veterinary, Animal and Fisheries Sciences University, Bidar.

Naito, M. (1958), Histological changes in the mammary gland of guniea- pig during lactation, Journal of Dairy Research. 25(3): Pp;392-396.

Nickel R., A. Schummer e E. Seiferle (1979), In "The Viscera of the Domestic Mammals. 2ª Ed. Verlagpaulparey Birlin. Hamburgo. Pp:223:421.

Nickel R., A. Schummer e E. Seiferle (1981), In "The Viscera of the Domestic Mammals. 2ª Ed. Verlagpaulparey Birlin. Hamburgo. Pp:223-421.

Nickerson, S. C. e J. W. Pankey (1983), Cytologic observations on the bovine teat end. *American Journal of Veterinary Research,* 44: Pp;1433-1441.

Nigam, J. M. and R. P. S. Tyagi (1970) Pathology of teat obruction in bovines. Hariyana Agricultural University J. Res. 1: Pp;63 - 65.

Nordin, W. e C. S. Lee (1985), In "Histological changes in the pregnant, lactating and involuting mammary gland of the guinea pig" Pertanika. 2ª Ed 8:Pp;417 - 424

Nosier, M. B. (1973), Histological structure of the mammary gland of the one humed camel. *Indian Journal of Animal. Science.* 43 (7): Pp;639 - 41.

Panchal A. M. e Vyas Y. L. (2005), In "The Anatomy of Udder of Buffalo: Um monólogo completo. Departamento de Anatomia e Histologia" Universidade Agrícola de Anan.

Panchal A. M. e Vyas Y. L. (2006), In "The Anatomy of Udder of Buffalo: Um monólogo completo. Departamento de Anatomia e Histologia" Universidade Agrícola de Anan.

Paramasivan S., R. Geeta, S. Ushakumary, C. Balachandran e K. Kulasekar (2012), Histomorphology of Alveolar Epithelium of Mammary Gland in Madras Red Sheep. *Indian Veterinary. Journal.* 89 (10): Pp;47-49.

Paramasivan S., R. Geetha, S. Ushakumary, S. H. Basha, T. A. Kannan, e A. Kumaravel (2013), Gross and microscopic anatomy of teat in madras red sheep. *Indian Veterinary Journal.* 90 (4): Pp;44-47.

Paramasivan S., R. Geetha, S. Ushakumary, S. Venkatesan, K. Kulasekar e C. Balachandran (2014), Estudos histofisiológicos sobre o eixo hipofisiomamário em mamotrofos de ovelha (Ovis aries). *Revista Internacional de Ciência, Ambiente e Tecnologia,* 5 (3):Pp; 912-917.

Paramasivan, S, e R. Geetha (2014), Histologia da glândula mamária durante as fases de lactação e não-lactação de ovelhas vermelhas de madras com especial referência à involução *International Journal of Science, Environment and Technology,5* (3) :Pp;991 - 996.

Parmar M. L., R. D. Sinha, G. e J. Prasad (1986 a), Histomorphology of lactating and nonlactating mammary gland in goat. *Indian. Journal of. Dairy Science.* 42(1): Pp;115- 117.

Parmar M. L., R. D. Sinha, G. Prasad e J. Prasad (1989), Histochemical studies on lactating and non-lactating mammary glands of goat. *Indian Journal of Animal Science,* 56: Pp; 344-345.

Parmar, M. L. (1983), Histological and Histochemical studies on lactating and Nonlactating Mammary gland of Black Bengal AND Jamunapari Cross Bred Goats. Tese de doutoramento. Birsa Agriculture. University. Ranchi, Bihar, Índia.

Paul S., P. Das e R. K. Ghosh (2013), Comparative cellular structure of udder and teat of desi and crossbred cows in reference to mammary gland immunity (Estrutura celular comparativa do úbere e da teta de vacas desi e mestiças em referência à imunidade da glândula mamária). *Jornal Indiano de Anatomia Veterinária,* 25 (1): Pp;16-17.

Pavol M., N. Melinda e M. Peter (2014), A comparação dos traços morfológicos do úbere de ovelhas de raças valencianas melhoradas e seus cruzamentos em traços morfológicos do úbere de ovelhas. Mjekarstvo, 64 (2): Pp; 86 - 93 UDK: 637, 112 - 2.

Prasad R. M. V., K. Sudhakar, R. E. Raghava, R. B. Gupta e M. Mahender (2010), Estudos sobre a morfologia do úbere e das tetas e sua relação com a produção de leite em búfalas Murrah.Livestock Research for Rural Development, 22 (1):Pp;1-9.

Prusty, J. N. (1958), Distribution of the elastic tissue in the mammary gland of cow (Distribuição do tecido elástico na glândula mamária da vaca*). British Vet.* 144: Pp;411 - 413.

Reece, R. P. (1958), Mammary gland development and function. In "The endocrinology of reproduction". Velardo J T. Oxford University Press, Nova Iorque. 2 nd Ed. Pp: 213 - 240.

Reece, W. O. (2005), In "Dukes" Physiology of Domestic Animals" Edn. 3rd , Panima Publishing Corporation, Nova Deli / Bangalore. Pp:720- 739.

Reece, W. O. (2009), In "Functional Anatomy and Physiology of Domestic Animals" Edn. 4th, Niley Blackwell Publication, USA, Pp:720- 739.

Reid, I. M. (1972), Corpora amylacea of bovine mammary gland. Histochemical and electron microscopic evidence foe their amyloid nature. *Journal of Comparative Veterinay Sciences,* 14: Pp;334- 340.

Resat N. A., K. Nevin, A. Hikmet, A. Belma, O. Asuman e G. B. Alev (2011), Histological and immunohistochemical studies on the furstenberg's rosette in cows. Kafkas Univ Vet Fak Derg, 17(2):Pp; 223-228.

Richardson, K. G.(1949), Contractile tissues in the Mammary gland with special refrence to Myoepithelium in Goat. Proc. Royal Soc. (Londan) B,136: 30.

Roy M. K, A. Gangul e L. P. Singh (1979), Histological of the teat of nonlactating and lactating common Indian she goat. *Indian Journal of Animal. Science.* 49 (9):Pp; 725-729.

S. Senthilkumar, T. A. Kannan , R. Gnanadevi , Geetha Ramesh e D. Sumathi (2020),Observações morfológicas brutas e histomorfométricas do úbere em cabras locais Boer, *International Journal of Curr. Microbiol Applied Science* (2020) 9(1): Pp: 445451.

S. SenthilKumar, T.A. Kannan, Geetha Ramesh e D. Sumanthi (2019), Alterações histoarquitectónicas no tecido estromal do úbere de pequenos ruminantes, *Indian Journal of Veterinary Anatomy* 31 (2): Pp;164- 165

S. Senthilkumar, TA Kannan, R Gnanadevi, Geetha Ramesh e C Balan

(2020), Achados morfométricos brutos de úbere e teta em ovelhas vermelhas de madras, *Journal of Entomology and Zoology Studies* 2020; 8(2): Pp;39-42.

Samuelson, D. A. (2006), In "Text book of Veterinary Histology" Saunders Elsevier Inc., Missouri. Missouri. Pp: 474-478.

Schmidt, G. H. (1971), Mammary Gland Development - Biology of Lactation. W. H. Sci. 47 (10): Pp;630 - 650.

Seelig, L. L. J. e A. E. Beer (1978), Trans-epithelial migration of leukocyte in the mammary gland of lactating rats. Biol. Abstr. 66(10): 61321.

Sezenler T., A. Ceyhan, M. A. Yuksel, A. T. Onaldi e M. Yildirir (2016), Sheep Breeding Research Institute, Bandirma, Balikesir. Turquia *Indian Journal of Animal. Science,* 86 (5):Pp; 572 - 577.

Sheikh, A. S. E. e Z. A. Sulthan (1977), Development changes in the udder secretory tissue of the Egyptian buffalo. *Indian Journal of Animal Science,* 47: Pp;630 - 635.

Shivprasad, Modekar. Shilpa. (2018), Estudos histomorfológicos e ultra-estruturais comparativos da glândula mamária em ovelhas (ovis aries) e cabras (capra hircus). Tese de mestrado apresentada à Maharastra Animal & Fishery Science University, Nagpur, Índia.

Silver, I. A. (1954), Myoepithelial cells in the mammary gland and parotid gland. *Journal of Physiology*. 8: Pp;8-9.

Singh, N. (2000) Age correlated histomorphological and histochemical studies on the mammary gland of Indian buffalo (Bubalus bubalis). Tese de mestrado apresentada à Punjab Agricultural University, Ludhiana, Índia.

Singh, U. B. e Sulochana, S.A. (1997), Handbook of histological and hstochemical technique. Editora Premier Hyderabad. Pp: 8-57.

Sinowatiz S., K. H. Wrobel, M. F. E. Etereby e F. Sinowatiz (1980), The Ultrastructure of the canine mammary gland during pregnancy and lactation. *J. Anat.* 131: Pp;321 - 332.

Smallwood J. G. (1993) A Guided tour of Veterinary Anatomy. W. B. Saunders Company. Pp: 109-112.

Sordillo, L. M e S. C. Nickerson (1986), Growth patterns and Histochemical characterization of bovine mammary corpora amylacea. J. Histochemistry and Cytochemistry. 34: Pp;593-597.

Sordillo, L. M e S. C. Nickerson (1988), Morphologic changes in the bovine mammary gland during involution and lactogenesis. *American Journal of Veterinary Research.49* (7): 1112-20

STaurig, H. H. (1967), Cell proliferation in the mammary gland during late pregnancy and lactation. Anat. Rec. 157: 489-504.

Sulochana S., Y. Singh e D. N. Sharma (1981a), Histological studies on the development of mammary gland parenchyma in pregnant sheep. *Indian. Journal OfVeteterinary Anatomy.* 1: Pp; 33 - 38.

Sulochana, S. (1983), Histological and histochemical studies on the development of mammary glands during pregnancy in sheep. Tese de doutoramento apresentada na Universidade Agrícola de Haryana, Hissar.

Sulochana, S. M. Hafeezuddi e U. B. Singh (1981b), Histological and histochemical studies of the mammary gland of the Indian goat (Capra hircus). Haryana Agriculture. University. J. Res. 11: Pp; 287-291.

Susanta P., D. Partha e G. Ranjit Kumar (2013), Comparative cellular structure udder and teat of desi and crossbred cows in reference to Mammary Gland immunity (Estrutura celular comparativa do úbere e da teta de vacas desi e mestiças em referência à imunidade da glândula mamária). *Jornal Indiano de Anatomia Veterinária.* 25 (1):Pp; 16-17.

Svatoslav, H. e N. Bolcso (2011), Estudo Histológico e Morfométrico das Glândulas Mamárias em Lactação em Porcas. Ciência Animal e Biotecnologias, 44 (2): Pp;168-172.

Swanson, E. W. e C. W. Turner (1941), Evidence for the presence of smooth muscle elements surrounding the alveoli of the mammary gland. *Journal of Dairy Science.* 24: Pp;635-663.

Taurig, H. H. (1967) Cell proliferation in the mammary gland during late pregnancy and lactation. Anat. Rec. 157: Pp;489-504.

Trautmann, A. e J. Fibiger (1957), em "Fundamentals of the Histology of Domestic Animals". 1st Indian reprint, *Green world publisher,* Lucknow, U.P., Pp:350-354.

Trautmann, A. e J. Fiebiger (2002), Fundamentals of histology of domestic animals. *Cumstock Publishing associate*, Ithaca, Nova Iorque, Pp: 350-355.

Treece J. M., G. E. Morse e C. Levy (1966) Lipid analysis of bovine teat canal Keratin. *Journal of Dairy Science.* 10:Pp;1240 - 1244.

Upadhyay D. B., H. M. Patel, S. Kerketta, S. Kaswan, S. Sahu, B. Bhushan e T. Dutt (2013), Study on udder morphology and its relationship with production parameters in local goats of Rohilakhand region of India (Estudo sobre a morfologia do úbere e a sua relação com os parâmetros de produção em cabras locais da região de Rohilakhand, na Índia). *Indian Journal of. Animal Research,* 48 (6): Pp;615 - 619.

Venzke, C. E. (1975). Um estudo histológico da cisterna da teta e da glândula da glândula mamária bovina. *Jornal da Associação Americana de Medicina Veterinária* 96:Pp;170-175.

Vyas, K. N. (1972), Alkaline Phosphatase activity, PAS reaction and demonstração do mioepitélio na glândula mamária não lactante da égua. *Jornal de Morfologia Animal. Fisiologia* 19 (1) : Pp;72-82.

Weber, A. F. (1977), The bovine mammary gland: Structure and function. *Journal of American Veterinary of Medicine Assosciation.* 10 (2) :Pp;1132 - 1136.

Wilde C.J., A.J. Henderson, C.H. Knight, D.R.Blatchford, A. Faulker e R.G. Vernon (1987), Effect of long term thrice daily milking on mammary enzyme activity, cell population and milk yield in the goat. *Journal of Animal Science* 64: Pp;533-539.

Yves R., L. P. Phanehlf e R. Dunlop (1991), Physiology of small and Large Animals, B.C. decker *Int. Co. Philadelphia,* Hamilton, Pp: 615-623.

Ziegler, H. e W. Mosimann (1960), In "Growth and development of mammary gland". Em "Physiology of Lactation" (Eds.) Cowie, A. T. e Tindal, J. S. Edward Publishers Ltd., Londres. 124: 98.

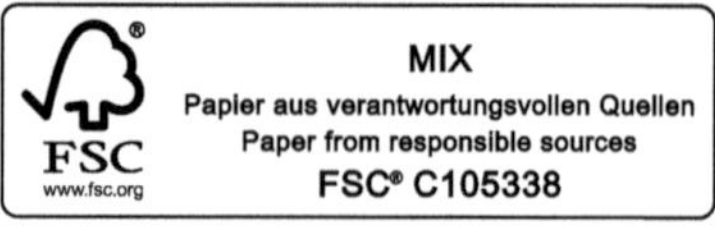

Printed by Books on Demand GmbH, Norderstedt / Germany